小儿推拿
与家庭养护

陈辰

·编著·

中国工人出版社

图书在版编目（CIP）数据

小儿推拿与家庭养护 / 陈辰编著. —— 北京：中国工
人出版社, 2024.4
　　ISBN 978-7-5008-8316-6

Ⅰ.①小… Ⅱ.①陈… Ⅲ.①小儿疾病 – 推拿 – 教材
Ⅳ.①R244.15

中国国家版本馆CIP数据核字(2024)第076402号

小儿推拿与家庭养护

出　版　人	董　宽	
责 任 编 辑	魏　可　时秀晶	
责 任 校 对	张　彦	
责 任 印 制	栾征宇	
出 版 发 行	中国工人出版社	
地　　　址	北京市东城区鼓楼外大街45号　邮编：100120	
网　　　址	http://www.wp-china.com	
电　　　话	（010）62005043（总编室）	
	（010）62005039（印制管理中心）	
	（010）62379038（职工教育编辑室）	
发 行 热 线	（010）82029051　62383056	
经　　　销	各地书店	
印　　　刷	天津中印联印务有限公司	
开　　　本	710毫米×1000毫米　1/16	
印　　　张	9.5	
字　　　数	133千字	
版　　　次	2024年11月第1版　2024年11月第1次印刷	
定　　　价	38.00元	

编写说明

　　这是一本不晦涩、不难懂的小儿推拿书，也是一本包含自然养育、传统育儿观念的育儿科普书，还是一本宝妈、月嫂、育儿嫂实用的枕边书。

　　本书由"红墙®"母婴品牌创始人陈辰主笔撰写，结合作者在"红墙®"月子护理中心数十年的实战经验，以及全国数十场小儿推拿巡讲的经历，继承了"红墙®"培训教材"标准、全面、务实、简明"的一贯特点。全书共分为三章，内容涵盖小儿推拿按摩基本常识、新生儿常见问题的应对、婴幼儿常见问题的应对。

　　全书以传承中医文化、传统育儿、自然养育为指导理念，以理论和实践为依托，以小儿推拿方法、食方、家护、心法四合一的养护方法为特色，帮助宝妈、月嫂、育儿嫂能够根据现实情况，快速查阅和掌握小儿推拿方法、日常养护方法，以期将小儿推拿家庭化、实用化、简单化、落地化，并且得到好的效果。

前　言

我是一名女性，也是一位孩子的妈妈，2004年初开始从事母婴行业。

就在这本书开始动笔写作的前几天，一位"高知"妈妈给我打电话咨询。她的孩子7岁了，随着孩子的长大，她越来越焦虑。她咨询的主要问题是孩子得了过敏性疾病，浑身痒，开学后三四个月的时间不停地感冒、发热、咳嗽、哮喘，同时还伴有过敏。她咨询我两件事：一是怎样查过敏原，二是孩子都7岁了怎么还"麻烦"不断，是不是免疫系统出了问题。

查过敏原有两种方式：一种是指尖取血，一种是静脉取血，有的医院不能进行指尖血化验，只能通过静脉取血来进行化验。小孩害怕从血管抽血不愿意配合，妈妈纠结的是静脉取血是一种侵入性操作，而指尖取血只需要点刺一下指尖就可以。

我的回答是："首先不用纠结是指尖取血还是静脉取血，既然你在北京可以去条件较好的儿童医院看病，那里有什么样的条件，就照着这个条件进行化验，不用挑战医院的权威，没有必要舟车劳顿更换别的医院去进行化验。是不是侵入性操作这并不重要，重要的是检查出孩子的过敏原。找出孩子为什么反复患病，并且发展到过敏的程度。"

至于是不是免疫系统出了问题，我说可能不是孩子的免疫系统出了问题，而是你的养育出了问题。孩子妈妈立刻说："哎呀，真是冤枉我啊，我和孩子的姥姥精心得不能再精心了。虽然孩子7岁了，可是我们出去的时候都会给孩子带着水，带着奶，带着小坎肩，还带着消毒纸巾。冷了有风了，我们会立刻给孩子穿上坎肩，孩子微微出汗了就会及时给他脱下来。孩子在外面手老乱摸，说他也不听，我们都会不停地给孩子用湿纸巾擦手。孩子不爱吃鱼肉，所以鸡肉、猪肉、牛肉、蛋、奶我们家里是不会断的。我还特地嘱咐孩子的姥姥要给孩子多吃牛肉、多喝奶，就连晚上临睡前都要让孩子补充一盒儿童牛奶。之前怕孩子肠胃不好吸收牛奶，我们给他喝配方奶粉喝到5岁，奶粉也都是进口的。各地空运过来的水果，家里四季也是不断的。另外我们也很注意孩子的心理健康，尽量不让孩子受到委屈，轻易不说孩子。孩子的家庭地位在我们家是第一。难道我这样还是养育出了问题吗？"这时候的妈妈是焦虑的。我见过这个孩子，是个小男孩，瘦瘦的，有一双机灵的眼睛，但是有眼袋，嘴唇微微泛紫红色。我跟这位妈妈说，可以先把孩子临睡前的奶还有鸡肉、牛肉停一段时间。孩子妈妈说孩子太缺营养了，我们看病的时候，大夫都说我们孩子面黄肌瘦，再断了奶和肉孩子不就更虚弱了。

这位妈妈出现了什么样的问题？就是养育的问题，也是认知的问题。

不是说给孩子吃最好的药、找到最好的大夫，孩子就能健康。大夫、医院都是灭火器，在关键的时候用药和医疗手段可以帮助孩子渡过当下的难关，而妈妈才是孩子长期健康的保护神。孩子的健康从出生甚至是在妈妈备孕的时候就要提早注意。

20年前我还在医院工作的时候，我的同事两口子一位是内科大夫，一位是外科大夫，他们的孩子从小体弱，两个人没有办法，很是苦恼。同事的哥哥在农村生活，哥哥的孩子很皮实，成天在田野上奔跑，渴了就喝他妈妈熬的大米汤、小米汤，从来都不喝饮料。当时我也是初为人母，在探索养育孩子的道路上也是懵懵懂懂的。现在的我通过养育自己的孩子，通过"养育"成千上万的孩子，见过太多的养育误区。我想将这些经验分享给更多的人，这就是这本书的写作初衷。

做个强大的妈妈，内心强大且富足，不断地学习进步。我们学习传统文化，学习母婴知识，是要通情理、懂生活；是让我们有宇宙观，知道自然运行的规律，既不要滥用和放纵自己，也不要过分控制和禁锢自己，能够用最适合自己的节奏来生活，不勉强、不压抑，真正地做好自己，才能养育健康的孩子。

目 录

第 一 章
小儿推拿按摩基本常识

中医典籍《黄帝内经》说："婴儿者，其肉脆，血少、气弱。"宋代儿科医学家钱乙在其所著的《小儿药证直诀》里也提到了小儿的生理特点，"脏腑柔弱……成而未全……全而未壮"。明代大医张景岳在《景岳全书·小儿则》里形容小儿"脏气清灵，随拨随应，但能确得其本而撮取之，则一药可愈"。

孩子精力充沛，生机蓬勃，一般不会像成人那样受基础病的影响，七情的干扰也比较少，是经络敏感的人生阶段。发病之后只要选用的穴位对症，运用推拿手法来治疗和保健，就会表现出比较强的生命力和恢复能力，反应也比较灵敏，病情好转的速度也是快的。

第一节 小儿推拿按摩概述

一、推拿顺序

一般先推头面，再依次推胸腹、四肢、腰背部穴位。也可先重点，或先主穴，后配穴。拿、掐、捏、捣等强刺激手法除急救以外，一般放在最后操作，以免小儿哭闹不安，影响推拿的进行。

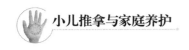

二、推拿时间

一般情况下，喝奶前、后 30 分钟不推拿。一般每日推拿 1 ~ 2 次，慢性病、需长期推拿的小儿隔日 1 次，新生儿每日推拿 1 ~ 2 次，每次 10 分钟。婴幼儿每次 15 ~ 25 分钟，较大儿每次 25 ~ 30 分钟或根据病情而定。1 岁左右的小儿，一个穴位推拿 300 次，速度以每分钟 150 ~ 200 次为宜。

三、推拿方式

推拿是爱的传递，尽量不要强迫孩子，否则他会排斥推拿，尤其是孩子生病后情绪状态不好，可能会不配合推拿。有的孩子比较敏感，妈妈轻轻一碰都可能让他不舒服。因此孩子不配合的情况很常见，需要妈妈有更多的耐心和技巧，千万别放弃。孩子不配合的时候，妈妈就需要改变方法。可以把推拿当成和孩子互动的小游戏，或者陪孩子一起看个动画片，顺便按摩；也可以等孩子熟睡后进行推拿，比如孩子发热熟睡的时候；清晨孩子起床后是可以推拿的，尤其捏脊是最适合早晨做的，晨起为阳气生发的时机，此时推拿后背，符合天人合一的规律。孩子赖床不起的时候，推拿后背往往是最好的唤醒方式。如果遇到比较紧急的情况，偶尔强化推拿也是可以的，推拿时一定要跟孩子说明这样做的原因，相信孩子会体会到妈妈的爱。

关于推拿是推左手还是右手，一些古书上写的是推左手，也有的医学专家认为男左女右。我觉得是双手都做，比如说发热需要退热，打马过天河就是做双手，这样能取得好的效果。如果是一些调脏腑的穴位，可以遵从古法，只做左手。如果孩子比较大，建议还是双手都做更好。

四、推拿环境

让孩子感到处于安全的环境中是非常重要的，无论是在家中还是在旅行途中，妈妈的推拿往往是最好的安慰。尤其在孩子生病的时候，有些妈妈怕自己推拿不好，选择到医院找医生给孩子推拿，孩子对医院这个环境本身就比较敏感和抗拒，加上本来身体就很不舒服，更容易交叉感染，从而使病情加重。一旦孩子大哭大闹，就很难配合推拿，效果肯定也会大打折扣。

五、推拿禁忌

妈妈体弱时不宜给孩子推拿，感到委屈或伤心时不要给孩子推拿。现在的妈妈工作紧张、生活压力大，如果为了完成每天的推拿任务而推拿，三下五除二地完成就不必进行。情绪烦躁的妈妈不宜推拿。妈妈患寒凉之症，对于有寒凉症状的小儿不适合推拿。皮肤有破溃者不可以推拿。

六、按摩心法

在推拿时专心爱孩子，不想其他事，尤其不想烦心事。可以向被推拿部位传递爱的意念，也可以传递宽慰、理解、鼓励和感谢等情感。意念要轻、淡，不可过重，不可执着，因为这些部位在推拿时最为活跃，同时也处于阴阳调和、脏腑气血调和、补虚泄实的过程中。也不可为追求效果盲目增加时间。

第二节　推拿介质

一、推拿介质的概念

推拿介质是指推拿者在手上蘸些油、水类物质置于推拿部位，以减少与皮肤之间的摩擦，有一定治疗作用。

二、推拿介质的作用与种类

推拿介质的作用有：利用介质的作用增强治疗效果，便于推拿时增强手法，润滑、保护皮肤。

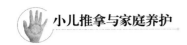

目前，临床上运用的推拿介质主要有滑石粉、爽身粉、葱姜汁、冬青膏、薄荷水、木香水、凉水、红花油、传导油、麻油、蛋清等。

1. 滑石粉

滑石粉有润滑皮肤的作用，除可减少手与皮肤间的摩擦外，还有吸水、清凉的作用。一般在夏季使用，其适用于各种病症，是临床上最常用的一种介质，在小儿推拿中运用得最多。

2. 爽身粉

爽身粉有润滑皮肤、吸水的作用，质量较好的爽身粉可代替滑石粉使用。

3. 葱姜汁

将葱白和生姜捣碎，取汁使用，亦可将葱白和生姜切片，浸泡于75%的医用乙醇中使用，具有温经散寒、解表的作用，常于冬、春季使用，适用于小儿虚寒证。

4. 冬青膏

由冬青油、薄荷脑、凡士林和少许麝香配制而成，具有温经散寒和润滑作用，常用于软组织损伤及小儿虚寒性腹泻的治疗。

5. 薄荷水

取5克5%的薄荷脑，浸入100毫升75%的医生乙醇内配制而成，具有温经散寒、清凉解表、清利头目和润滑的作用，常用于治疗小儿虚寒性腹泻以及软组织损伤，配合擦法、按揉法使用可加强透热效果。

6. 木香水

取少许木香，用开水浸泡后放凉、去渣使用，有行气、活血、止痛的作用，常用于急性扭伤、挫伤及肝气郁结所致的两胁疼痛等症。

7. 凉水

可食用、洁净的凉水，有清凉和退热的作用，常用于外感热证。

8. 红花油

由冬青油、红花、薄荷脑配制而成，有消肿止痛等作用，常用于急性或慢性软组织损伤。

9. 传导油

由玉树油、甘油、松节油、医用乙醇、蒸馏水等量配制而成，用时摇匀，有消肿止痛、祛风散寒的作用，适用于软组织慢性劳损和痹症。

10. 麻油

在推、擦、摩法运用时，麻油可增强手法的透热效果，提高疗效，常用于刮痧疗法。

11. 蛋清

将鸡蛋壳破开一个小孔，取蛋清使用，有清凉去热、祛积消食的作用，适用于小儿外感发热、消化不良等症。

三、推拿介质的选择

1. 根据中医辨证选择介质

根据中医辨证选择介质，即通过辨寒热和虚实选用相应的介质。寒证，用有温经散寒作用的介质，如葱姜水、冬青膏等。热证，用具有清凉退热作用的介质，如凉水、医用乙醇等。虚证，用具有滋补作用的介质，如药酒、冬青膏等。实证，用具有清泻作用的介质，如蛋清、红花油、传导油等。其他证型可用一些中性介质，如滑石粉、爽身粉等，取其润滑皮肤的作用。

2. 根据病情选择介质

根据病情的不同，应选择不同的介质。软组织损伤，如关节扭伤、腱鞘炎等应选用活血化瘀、消肿止痛、透热性强的介质，如红花油、传导油、冬青膏等。小儿肌性斜颈应选用润滑性能较强的介质，如滑石粉、爽身粉等。小儿发热应选用清热性能较强的介质，如凉水、医用乙醇等。

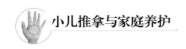

第三节　小儿推拿基本手法

小儿推拿基本手法除了按、摩、掐、揉、推、运六法，在临床上还有很多其他的常用手法。

一、推法

以拇指或食指、中指指腹在一定部位或穴位上沿一定方向往返推动，称为推法，分为直推法、旋推法、分推法等。

1.操作要领

用力柔和、平稳均匀，以每分钟160～200次为宜。

2.推法分类

（1）直推法。以拇指桡侧或指面在穴位上做直线推动，也可用食指、中指二指指面着力做直线推动。

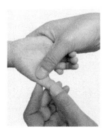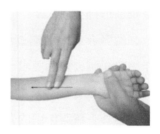

图 1-3-1　直推法

（2）旋推法。以拇指面在穴位上做顺时针方向的旋转推动。

（3）分推法。用两手拇指桡侧或指面，自穴位中间向两旁分向推动。

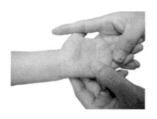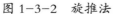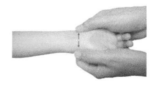

图 1-3-2　旋推法　　　　图 1-3-3　分推法

（4）合推法。以拇指桡侧由穴位两端向中央推动。

3. 作用

补虚泻实，消积导滞，健脾和胃。

二、拿法

用拇指、食指、中指，或用拇指和其余四指的指
腹，相对用力紧捏一定部位，称为拿法。

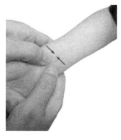

图 1-3-4 合推法

1. 操作要领

刚中有柔，刚柔相济。

2. 作用

疏经活络，解表发汗，镇静止痛，开窍
提神。

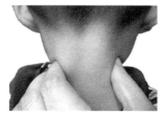

图 1-3-5 颈部拿法

三、按法

以拇指或手掌在一定部位或穴位上，逐渐用
力按而留之，称为按法，分为指按法和掌按法。

1. 操作要领

徐徐用力，稳而持续。

2. 作用

疏经活络，行气活血，止痛。

四、摩法

用掌、指面附着于一定的部位和穴位上，做
环形移动，称为摩法，可分为掌摩法和指摩法。

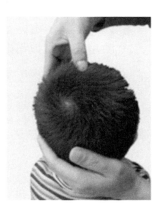

图 1-3-6 头部按法

1. 操作要领

手法轻柔，用力均匀，每分钟 120 ~ 160 次。

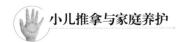

2. 作用

宽胸理气，清热化痰，和胃降逆，消积导滞。

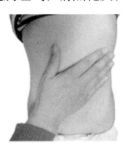

图 1-3-7　掌摩法

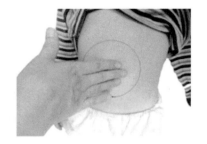

图 1-3-8　指摩法

五、揉法

用指腹、掌紧贴某一部位回旋揉动，称为揉法，分为指揉法、掌揉法和鱼际揉法。

1. 操作要领

动作柔和，用力均匀，快慢适宜。

2. 揉法分类

（1）指揉法。以指端着力于穴位做环旋揉动。

（2）掌揉法。以手掌着力于穴位做环旋揉动。

（3）鱼际揉法。以大鱼际着力于穴位做环旋揉动。

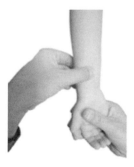

图 1-3-9　指揉法

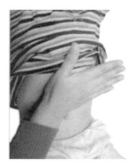

图 1-3-10　掌揉法

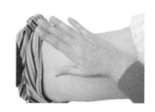

图 1-3-11　鱼际揉法

3. 作用

健脾和胃，消积化食。

六、运法

指腹置于一定部位上，做弧形或环形移动，称为运法。

1. 操作要领

动作轻缓，用力宜轻不宜重，幅度较旋推法稍大。作用力只在皮肤表面，不带动皮下组织。动作频率宜缓不宜急。每分钟 80 ～ 120 次，运法的方向常和补泻有关。注意：操作时一般配合使用润滑剂作为介质，以保护小儿皮肤。

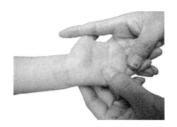

图 1-3-12　运法

2. 作用

和中健脾，清热除烦。

七、掐法

用指甲重刺激穴位称为掐法，可分为单指掐和双指掐，适用于头面部和手足部的穴位。

1. 操作要领

手握空拳，拇指伸直，指腹紧贴在食指中节桡侧缘，以拇指指甲着力，吸定在小儿需要治疗的穴位或部位上，垂直切掐，逐渐用力，用力应适宜。

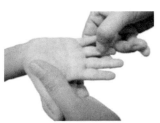

图 1-3-13　掐法

2. 作用

醒脑开窍。

八、捏法

手指相对用力、于一定部位上捏起肌肤的动作，称为捏法，可分为两指

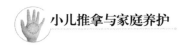

捏和多指捏。

1. 操作要领

用力适宜，部位准确。

2. 捏法分类

（1）二指捏。两手略尺偏，两手食指中节桡侧横抵于皮肤，拇指置于食指后方的皮肤处。两手指共同捏拿肌肤，边捏边交替前进。

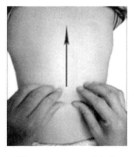

图 1-3-14　捏法

（2）三指捏。两手略背伸，两手拇指桡侧横抵于皮肤，食指中指置于拇指前方的皮肤处。三手指共同捏拿肌肤，边捏边交替前进。

3. 作用

清热解表，开通闭塞。

九、搓法

以双手掌心挟住一定部位，相对交替用力做相反方向的来回快速搓动，同时做上下往返移动，称为搓法。

1. 操作要领

（1）操作时两掌相对用力，前后交替摩动。

（2）动作要协调、柔和、均匀，摩动快，由上向下缓慢移动，但不要间断。

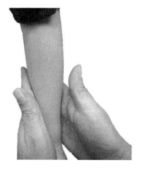

图 1-3-15　搓法

2. 作用

疏经通络，行气活血，放松肌肉，主要用于四肢、躯干和两侧胁肋部。

十、捻法

以拇指、食指螺纹面捏住一定部位，做相对用力捻动，称为捻法。

1. 操作要领

（1）沉肩，垂肘，腕端平。

（2）拇指、食指指面相对用力，捻动时要灵活。

2. 作用

具有滑利关节、消肿止痛的作用，常与其他手法相配合，治疗指（趾）间关节的扭伤而引起的疼痛、肿胀，或屈伸不利等症。一般适用于四肢小关节，也用于后背捏脊。

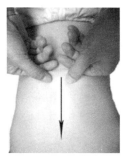

图 1-3-16 捻法

十一、捣法

捣法是瞬间叩击穴位的方法，可用屈曲的中指指端，或用食指、中指屈曲的指间关节髁（中节）击打。

1. 操作要领

（1）一手握持或固定被推拿部位，另一手操作。

（2）指间关节自然放松，以腕关节屈伸为主，像"甩动"腕关节一样。

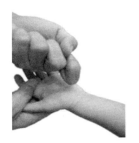

图 1-3-17 捣法

（3）捣法讲究瞬间发力，如蜻蜓点水，快落快起，起落的距离不能太长。

（4）要保持一定的节奏感和频率。

（5）小儿穴位小，操作时应注意穴位定位，确保击穴准确。

2. 作用

（1）用于点状穴区，特别是四肢关节处，能活络通关、镇惊定志，如捣小天心有改善小儿睡眠和夜啼的作用。

（2）用于头部、额部等肌肉较少之处，有醒脑开窍的作用，可用于小儿遗尿、抽动症、多动症及鼻炎、鼻窦炎、耳鸣耳聋等症。

十二、擦法

擦法是以手掌面、大鱼际或小鱼际着力于选定部位上进行直线来回摩擦

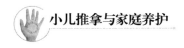
的手法。

1. 操作要领

（1）使用擦法时，不论上下方向还是左右方向，都应直线往返，不可歪斜，往返距离要拉长一些。

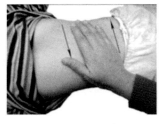

图 1-3-18　擦法

（2）着力部分要紧贴皮肤，但不要用力压，以免擦破皮肤。

（3）用力要稳，动作要均匀连续，呼吸自然，以透热为度。

2. 作用

（1）临床上，擦法常用穴位有大椎、肺腧、膻中等，主要用来治疗小儿呼吸系统疾病，如感冒、咳嗽、发热等，也可以用来治疗小儿消化系统、运动系统疾病。

（2）掌擦法热度较低且接触面积大，多用于肩背、胸胁和胸部等面积大而又较平坦的部位，可用来治疗哮喘、腹痛、泄泻等病症。

（3）小鱼际和大鱼际擦法热度相对较高，多用于脊柱两侧、腰背、四肢等部位，可用来治疗各种痛症。

第四节　小儿推拿常用复式手法

小儿推拿复式手法指具有特定动作与步骤、特定名称和主治功能的一类手法，复式操作手法步骤多，为小儿推拿所独有，涉及多穴位、多手法联合运用，疗效较单一手法及穴位显著。

一、黄蜂入洞

1. 操作

小儿取仰卧位或坐位，推拿人员以一手食、中二指并列，置于两鼻孔下，轻揉 50 ~ 100 次。

2. 功效

发汗解表，宣肺通窍。

3. 临床应用

常用于治疗小儿鼻炎、鼻窦炎、感冒、耳窍堵塞等症。

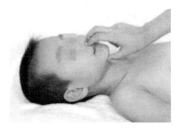

图 1-4-1 黄蜂入洞

二、双凤展翅

1. 操作

小儿取仰卧位或坐位，推拿人员用双手食指、中指夹住小儿耳朵向上提 3～5 次，然后按或者掐眉心、太阳、听会（耳屏前下方）、牙关（耳前上下颌骨关节活动处）、人中、承浆（下巴上方凹陷处）等穴位 3～5 次，本手法操作有提、掐、捻、捏、按诸法，穴位多，要求有序进行。

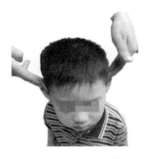

图 1-4-2 双凤展翅

2. 功效

祛风寒，温肺经，止咳化痰。

3. 临床应用

治疗小儿外感风寒、咳嗽多痰等上呼吸道感染。

三、猿猴摘果

（一）方法一

1. 操作

以两手食、中二指夹持小儿两耳尖，向上提拉 20～30 次，再夹持两耳垂向下牵拉 20～30 次，如猿猴摘果状。

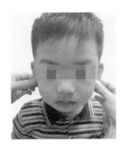

图 1-4-3 猿猴摘果

2. 功效

健脾行气，化痰，镇惊。

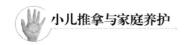

3. 临床应用

常用于治疗小儿寒积腹胀、惊啼不安、夜眠哭闹、四肢抽搐等症。

（二）方法二

1. 操作

与小儿面对面坐，用两手拇指、食指捏小儿踝关节上皮（踝关节在尺骨小头桡侧缘上方缝隙处，相当于手太阳小肠经"养老穴"处），一扯一放，操作 20 ~ 30 次。

2. 功效

健脾胃，化痰食。

3. 临床应用

常用于治疗小儿积食、寒痰、疟疾等。

（三）方法三

1. 操作

推拿人员牵小儿两手，主动用力使小儿手臂被动完成一伸一缩的动作，如猿猴摘果样，操作 20 ~ 30 次。

2. 功效

健脾消食。

3. 临床应用

常用于治疗小儿厌食、食积等症。

四、揉耳摇头

（一）方法一

1. 操作

小儿取仰卧位或坐位，以双手拇指、食指指腹分别相对用力揉捻小儿两耳垂 20 ~ 30 次，两手捧小儿头部，左右摇动 10 ~ 20 次。

2. 功效

镇惊，调和气血。

3. 临床应用

治疗小儿惊风、抽搐、脘腹胀满、大便秘结等症。

（二）方法二

1. 操作

以拇指指甲掐小儿眉心、天庭、百会，每穴掐
5 次左右，其余方法同上。

2. 功效

镇惊，调和气血。

3. 临床应用

常用于治疗小儿惊风、抽搐、脘腹胀满、大便
秘结等症，可将两法合用，即先点穴，后揉捻耳垂
与摇动头部。

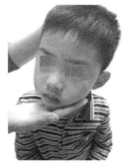

图 1-4-4　揉耳摇头

五、按弦搓摩

1. 操作

小儿取坐位，背对推拿人员，对于较大儿，可
让其两手交叉，搭于头顶，推拿人员双手并拢，置
于其腋下，从上至下先搓摩 5～8 次，后从腋下起，
来回搓摩直到腹部，当搓至肚脐平面时，就势点按
两侧天枢穴，操作 10 遍左右，此手法因手掌贴紧
皮肤如按弦之状而得名。

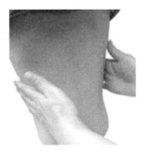

图 1-4-5　按弦搓摩

2. 功效

理气化痰，健胃消食。

3. 临床应用

常用于治疗小儿痰多咳嗽、胸闷憋气、积食、腹胀、腹痛、疳积及肝、
脾肿大等症。

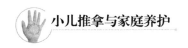
六、揉脐及龟尾并擦七节骨

（一）方法一

1. 操作

小儿取仰卧位，推拿人员以食、中、无名三指并拢，以中指置于小儿肚脐处缓缓揉动 2～3 分钟，小儿取俯卧位，推拿人员用中指置于尾骨端下的凹陷处，即龟尾穴，缓揉 2～3 分钟，后以小鱼际在大椎和龟尾之间来回擦使其发热。若从上至下擦为清、为降，治赤白痢疾；若从下至上擦为补、为升，治水泻不止，实证可先清后补。

2. 功效

通调任督，调理肠腑，止泻导滞。

3. 临床应用

常用于治疗小儿泄泻、痢疾、便秘。

（二）方法二

1. 操作

小儿取仰卧位，推拿人员立其右侧，先以中指揉肚脐约 3 分钟，然后顺时针与逆时针交替摩腹各 3～5 分钟，小儿取俯卧位，推拿人员辅手中指勾揉龟尾，手掌分别于第 4 腰椎至尾骨尖（七节骨）行揉、振、推、叩、擦等手法，以局部潮热为度。

2. 功效

实证方向向下，治疗小儿腹痛、便秘；虚证方向向上，治疗小儿泄泻。

3. 临床应用

治疗小儿腹痛、便秘、泄泻。

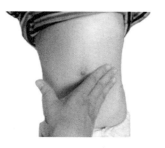
图 1-4-6　摩腹

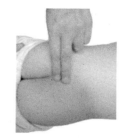
图 1-4-7　勾揉龟尾

七、水底捞月

（一）方法一

1. 操作

用凉水滴在内劳宫上，在掌心做旋推，或由小指端运起，经小横纹、坎宫向内劳宫按之或边推边吹凉气，临床上多用右手拇指从小儿小指指尖推向指根，再经小横纹推至乾宫转向小天心，从小天心至内劳宫点按，迅速一拂而起为 1 次，操作 10～30 次。

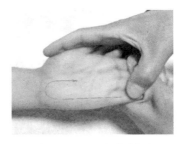

图 1-4-8　水底捞月

2. 功效

清心、退热、泻火。

3. 临床应用

常用于治疗高热神昏、烦躁不安、便秘等实热病症。

（二）方法二

1. 操作

推拿人员辅手固定小儿左手，使之仰掌，滴水于小儿内劳宫处，推手拇指旋推掌心，并用口吹气，操作 30～50 次。

2. 功效

退热。

3. 临床应用

常用于治疗小儿高热。

八、打马过天河

1. 操作

小儿取坐位或仰卧位，推拿人员左手握住小儿左手或右手，掌心向上，露出小儿手臂，用右手食、中二指自小儿前臂内侧腕部向肘部如弹琴似的轻轻拍打，操作 20～30 遍，可以左右手臂交替，小儿手臂经拍打出现潮红色为佳，在拍打时可向拍打处用口吹气。

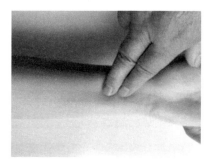

图 1-4-9　打马过天河

2. 功效

清热祛烦，行气活血。

3. 临床应用

常用于治疗小儿高热、口舌生疮、惊风等热证。

九、二龙戏珠

（一）方法一

1. 操作

小儿取坐位，推拿人员用左手握住小儿左手，使其前臂伸直，掌心朝上，食指和中指自小儿总筋起，相互交替逐指按压前臂正中，直至肘横纹，于肘部重点按揉曲池数下，此为 1 遍，操作 10 遍左右。

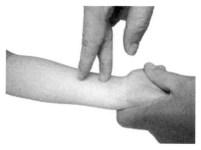

图 1-4-10　二龙戏珠

2. 功效

镇惊，调和气血。

3. 临床应用

常用于治疗小儿惊风、夜卧不安等症。

（二）方法二

1. 操作

小儿取坐位，推拿人员辅手拿捏小儿食指和无名指指端，推拇、食二指捏按小儿阴池、阳池两穴，并由此边按捏边缓缓向上移动，直至曲池，如此操作 5 次（寒证重按阳池，热证重按阴池），然后辅手拿捏住腕部阴、阳二池，推手捏住小儿食指和无名指指端摇动 20～30 次，顺时针与逆时针方向各摇动 20～30 圈。

2. 功效

调理阴阳，通阳散寒，清热镇惊。

3. 临床应用

常用于治疗小儿寒热不和、四肢抽搐、惊厥等症。

（三）方法三

1. 操作

推拿人员两手从上向下快速捏揉小儿两耳郭，共 9 次，然后用食、中二指在小儿人中按揉 9 次，操作 10 遍左右。

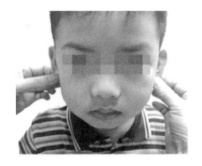
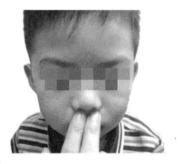

图 1-4-11 捏揉耳郭　　　　图 1-4-12 按揉人中

2. 功效

镇惊，通鼻窍。

3. 临床应用

常用于治疗小儿惊悸不安、鼻塞等症。

十、取天河水

1. 操作

暴露小儿左前臂，以拇指蘸冷水，由洪池下推至内劳宫，亦可用食、中二指指腹推运，操作 100～300 次。

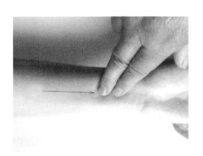

图 1-4-13 取天河水

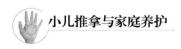

2. 功效

清热退热。

3. 临床应用

常用于治疗小儿热病、发热、汗出不解等症。

十一、运土入水

1. 操作

小儿取坐位或仰卧位，推拿人员坐其身前一侧，左手拿住小儿四指（食指、中指、无名指和小指），掌心向上，右手拇指指端由小儿拇指根推运起，经过小天心、掌小横纹至小指根止，呈单方向反复推运 100～300 次。

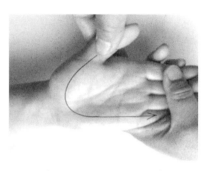

图 1-4-14　运土入水

2. 功效

利尿止泻，清脾胃湿热，补肾水。

3. 临床应用

常用于治疗小儿小便赤涩、尿频、小腹胀满、泄泻、痢疾等症。

十二、运水入土

1. 操作

小儿取坐位或仰卧位，推拿人员左手拿住小儿四指，掌心向上，右手拇指指端由小儿小指根推运起，经过手掌小横纹、小天心至大拇指根止，推运 100～300 次。

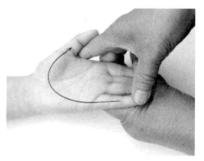

图 1-4-15　运水入土

2. 功效

健脾助运，润燥通便。

3.临床应用

常用于治疗小儿脾胃虚弱引起的消化不良、食欲不振、腹胀、泻痢、疳积、便秘等症。

第五节　小儿推拿常用穴位

一、头面部穴位

本节以经穴为主，介绍百会、坎宫、山根等七个头面部穴位。

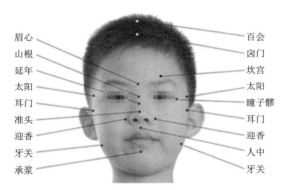

眉心　　山根　　延年　　太阳　　耳门　　准头　　迎香　　牙关　　承浆

百会　　囟门　　坎宫　　太阳　　瞳子髎　　耳门　　迎香　　人中　　牙关

图 1-5-1　头面部穴位

1.攒竹（天门）

• 位置：自两眉头连线中点至前发际呈一条直线。

• 方法：用两拇指自下而上交替直推，称推攒竹，也称开天门。

• 次数：30～50次。

• 主治：发热、头痛、感冒、精神萎靡、惊烦不安等症。

• 临床应用：推攒竹能疏风解表、开窍醒脑、镇静安神，常用于治疗小儿外感发热、头

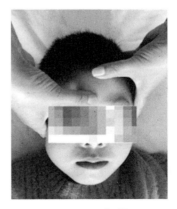

图 1-5-2　推攒竹

痛等症，多与推坎宫、揉太阳等合用。若小儿惊烦不安、躁动不宁，多与清肝经、按揉百会等手法合用。

2. 坎宫（眉弓）

- 位置：自眉头起向眉梢呈一条直线。
- 方法：用两拇指桡侧自眉心向眉梢做分推，称推坎宫或分推坎宫。
- 次数：30 ~ 50 次。
- 主治：外感发热、惊风、头痛、目赤痛等症。

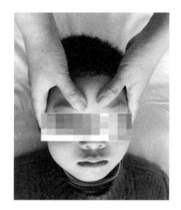

图 1-5-3　推坎宫

- 临床应用：推坎宫能疏风解表、醒脑明目、止头痛，常用于治疗外感发热、头痛，多与推攒竹、揉太阳等手法合用。若用于治疗目赤痛，多与清肝经、掐揉小天心、清天河水等手法合用。亦可在推后点刺出血或用掐按法，以增强疗效。

3. 太阳

- 位置：眉梢与外眦连线中点向后 1 寸，眉后凹陷处。
- 方法：用两拇指桡侧推运，称推太阳或运太阳，向眼方向推运为补，向耳方向推运为泻。
- 次数：30 ~ 50 次。
- 主治：头痛、偏头痛、眼睛疲劳、牙痛等症。

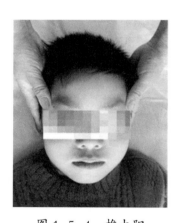

图 1-5-4　推太阳

- 临床应用：推太阳主要用于治疗外感发热，能疏风解表、醒脑明目、止头痛。若为外感表实头痛用泻法，若为外感表虚头痛用补法。

4. 山根（山风）

- 位置：两目内眦之间。

● 方法：用拇指指甲掐山根。

● 次数：3 ~ 5 次。

● 主治：惊风、抽搐。

● 临床应用：掐山根有开窍醒脑、定神的作用，多与掐人中、掐老龙等手法合用，常用于治疗惊风、昏迷抽搐等症。本穴除了用于治疗疾病，还可用于诊断病情，如山根处青筋显露，为脾胃虚寒或惊风。此穴不推，专用掐法。

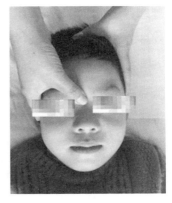

图 1-5-5　掐山根

5. 囟门

● 位置：前发际正中直上 2 寸，百会前骨凹陷处。

● 方法：两手扶小儿头部，两拇指自前发际向该穴轮换推（囟门未合时，仅推至边缘），称推囟门，也可用拇指指端轻揉囟门。

● 次数：推或揉，各 50 ~ 100 次。

● 主治：头痛、惊风、神昏、烦躁、鼻塞、鼻衄等症。

● 临床应用：推揉囟门能镇惊安神、通窍，常用于治疗头痛、惊风、鼻塞等症。正常情况下，小儿前囟门在出生后 12 ~ 18 个月闭合，故临床推拿时注意不可用力按压。

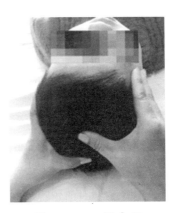

图 1-5-6　推囟门

6. 耳后高骨

● 位置：耳后入发际高骨下凹陷处。

● 方法：以两拇指或中指指端揉。

● 次数：30 ~ 50 次。

● 主治：头痛、惊风、烦躁不安。

● 临床应用：推耳后高骨能疏风解表，治

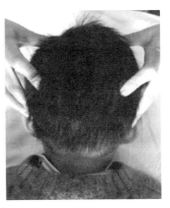

图 1-5-7　推耳后高骨

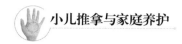

疗感冒头痛，多与推天门、攒竹、坎宫等手法合用，能安神除烦，常用于治疗神昏、烦躁等症。

7.天柱（颈骨）

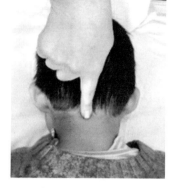

- 位置：颈后发际正中至大椎穴呈一条直线。

- 方法：用拇指或食指、中指自上向下直推称为推天柱，或用瓷汤匙的边缘蘸水自上而下刮。

- 次数：推 100 ~ 500 次，刮至皮下轻度瘀血即可。

图 1-5-8　推天柱

- 主治：恶心、呕吐、颈强、发热、惊风、咽痛等症。

- 临床应用：推、刮天柱能降逆止呕、祛风散寒，常用于治疗恶心、呕吐、外感发热、颈强等症。治疗呕吐多与横纹推向板门、揉中脘等手法合用。治疗外感发热、颈强等多与拿风池、掐揉二扇门等手法合用。

二、胸腹部穴位

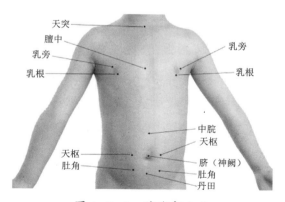

图 1-5-9　胸腹部穴位

1.天突

- 位置：胸骨切迹上缘，凹陷正中。

● 操作：用中指指端按揉，称按揉天突。用双手拇、食两指对称挤捏，称挤捏天突。

● 次数：按揉 15 ~ 30 次，挤捏 1 ~ 3 次。

● 主治：咳喘、胸闷、恶心、呕吐、咽痛等症。

● 临床应用：按揉、挤捏天突，能理气化痰、降逆止呕，对因气机不利、痰涎壅盛或胃气上逆所引起的痰喘、呕吐有效。若配合按揉膻中、运八卦、揉中脘等手法效果更佳。

2. 膻中

● 位置：胸骨正中，两乳头连线中点。

● 操作：用中指指端按揉，称为揉膻中，用两拇指从本穴分推至两乳头，称为分推膻中。用食、中两指自胸骨切迹向下推至剑突，称为推膻中。

● 次数：50 ~ 100 次。

● 主治：胸闷、痰鸣、喘咳、呕吐、呃逆等症。

● 临床应用：膻中穴为气之会穴，居胸中，胸背属肺，推揉有宽胸理气、止咳化痰之效。对各种原因引起的胸闷、吐逆、喘咳均有效。治疗呕吐、呃逆、嗳气常与运内八卦、横纹推向板门、分推腹阴阳等手法合用。治疗喘咳常与推肺经、揉肺腧等手法合用。治疗痰吐不爽常与揉天突、按弦走搓摩、按揉丰隆等手法合用。

3. 乳旁

● 位置：乳头外侧旁开 0.2 寸。

● 操作：用中指指端揉，称为揉乳旁。

● 次数：30 ~ 50 次。

● 主治：胸闷、咳嗽、痰鸣、呕吐等症。

● 临床应用：揉乳旁能理气化痰、止咳，常用于治疗胸闷、喘咳等症，临床上多与揉乳中同时使用，以增强其治疗效果。

4. 胁肋

● 位置：从腋下两胁至髂前上棘。

● 操作：用两手掌从两胁下搓摩至髂前上棘处，称为搓摩胁肋，又称按弦走搓摩。

● 次数：50 ~ 100 次。

● 主治：胸闷、胁痛、痰喘气急、疳积等症。

● 临床应用：搓摩胁肋，能顺气化痰、除胸闷、消积滞，对小儿因食积、痰壅气逆所导致的胸闷、腹胀、气喘等有效。

5. 中脘

● 位置：脐上 4 寸，位于剑突与脐连线的中点处。

● 操作：用指端或掌根按揉，称为揉中脘。用掌心或四指摩，称为摩中脘。自喉向下推至中脘，称为推中脘。

● 次数：揉或推 100 ~ 300 次，摩 5 分钟。

● 主治：腹胀、腹痛、呕吐、泄泻、食欲不振等症。

● 临床应用：揉、摩中脘能健脾和胃、消食和中，对治疗腹胀、腹痛、泄泻、呕吐、食欲不振等有效，多与按揉足三里、推脾经手法合用。推中脘能降逆止呕，常用于治疗胃气上逆、嗳气、呕恶等症。

6. 腹

● 位置：腹部。

● 操作：自剑突下到脐，用两拇指从中间向两旁分推，称为分推腹阴阳。用掌或四指沿脐周围摩，称为摩腹。

● 次数：分推腹阴阳 100 ~ 200 次，摩腹 5 分钟。

● 主治：腹胀、腹痛、消化不良、疳积、呕吐、便秘等症。

● 临床应用：分推腹阴阳能消食、理气且降气，主治因乳食停滞或胃气上逆引起的恶心、呕吐、腹胀等症，多与推脾经、运内八卦、按揉足三里等手法合用。

7. 脐

● 位置：肚脐。

● 操作：用中指指端或掌根揉，称为揉脐。用掌摩称为摩脐。用拇指和食指、中指抓住肚脐抖揉，也称为揉脐。

- 次数：揉 100 ~ 300 次，摩 5 分钟。
- 主治：腹胀、腹痛、泄泻、便秘、疳积等症。
- 临床应用：此穴能补能泻，补能温阳补虚，治疗因寒湿、脾虚、肾虚引起的泄泻、消化不良、痢疾、脱肛等症。泻能消、能下，治疗因湿热引起的泄泻、痢疾、便秘等症。

8. 天枢

- 位置：脐旁 2 寸。
- 操作：用食、中二指揉天枢。
- 次数：50 ~ 100 次。
- 主治：腹胀、腹痛、腹泻、便秘等症。
- 临床应用：揉天枢能理气消滞、调理大肠，多用于治疗因急、慢性胃肠炎及消化功能紊乱引起的腹泻、呕吐、食积、便秘等症。临床上多与揉脐手法同时使用，即以中指按脐，食指和无名指各按两侧天枢穴，同时揉动。

9. 丹田

- 位置：位于脐下 2 ~ 3 寸。
- 操作：用掌揉或摩，分别称为揉丹田、摩丹田。
- 次数：揉 100 ~ 300 次，摩 2 ~ 3 分钟。
- 主治：腹泻、遗尿、脱肛、尿潴留等症。
- 临床应用：揉、摩丹田能温肾固本、温补下元、分清别浊，多用于治疗腹痛、遗尿、脱肛等症。常与补肾经、推三关、揉外劳等手法合用。对于尿潴留，常与清小肠、推箕门等手法合用。

10. 肚角

- 位置：脐下 2 寸，石门穴旁开 2 寸大筋处。
- 操作：用拇、食、中三指，由脐向两旁深处拿捏，一拿一松为一次，称为拿肚角。
- 次数：3 ~ 5 次。

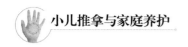

• 主治：腹痛、腹泻、便秘等症。

• 临床应用：拿肚角可止腹痛，对各种原因引起的腹痛均可使用，特别是对寒痛、伤食痛等症。

三、腰背部穴位

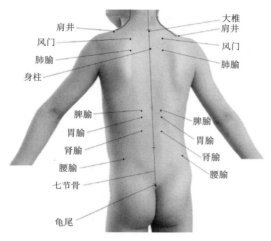

图 1-5-10　腰背部穴位

1. 肩井

• 位置：在大椎与肩峰连线中点部位，是点状与面状结合的穴位。

• 操作：用手指按其穴位，称为按肩井。用拇指与食、中两指对称用力做拿法，称为拿肩井。

• 次数：按 10 ~ 30 次，拿 3 ~ 5 次，揉 10 ~ 30 次。

• 主治：感冒、惊厥、上肢抬举不利等症。

• 临床应用：感冒时，可与拿风池等手法合用。上肢痹痛时，可结合相应的成人推拿手法医治。

2. 大椎

• 位置：第七颈椎棘突下间隙。

• 操作：用中指揉，称为揉大椎。

• 次数：20 ~ 30 次。

● 主治：颈强、发热、咳嗽等症。

● 临床应用：感冒、发热、颈强时，可与推天柱等手法合用。咳嗽时，可与揉乳旁、乳根等手法合用。

3. 风门

● 位置：第二胸椎与第三胸椎棘突之间，左右各旁开 1.5 寸。

● 操作：以食、中两指分别置于风门左右穴位揉动，称为揉风门。

● 次数：20 ~ 30 次。

● 主治：感冒、咳嗽、气喘等症。

● 临床应用：用于治疗外感风寒，可与拿风池、清肺经、揉肺腧、推揉膻中等手法合用。

4. 肺腧

● 位置：在小儿第三段胸椎棘突下，大约 1.5 寸的位置。

● 操作：以食、中两指分别置于肺腧左右穴位揉动，称为揉肺腧。两拇指分别自肩胛骨内侧缘从上向下推动，称为推肺腧或分推肩胛骨。

● 次数：按揉 50 ~ 100 次，推 100 ~ 300 次。

● 主治：喘咳、痰鸣、胸闷、胸痛等症。

● 临床应用：多用于治疗呼吸系统疾病，可与推揉膻中、清肺经、揉丰隆等手法合用。

5. 脾腧

● 位置：第十一胸椎与第十二胸椎棘突之间，左右各旁开 1.5 寸。

● 操作：以食、中两指分别置于脾腧左右穴位揉动，称为揉脾腧。

● 次数：50 ~ 100 次。

● 主治：腹泻、消化不良、食欲不振、疳积、四肢乏力等症。

● 临床应用：本穴主要用于治疗消化系统疾病，可与揉中脘、推脾经、按揉足三里、捏脊等手法合用。

6. 肾腧

● 位置：第二腰椎与第三腰椎棘突之间，左右各旁开 1.5 寸。

● 操作：以食、中两指分别置于肾腧左右穴位揉动，称为揉肾腧。

● 次数：50 ~ 100 次。

● 主治：腹泻、便秘、小腹痛、下肢痿软乏力等症。

● 临床应用：对肾虚所致腹泻、便秘的小儿，可与补脾经、补肾经、揉上马等手法合用。对下肢痿软乏力的小儿，可与捏脊手法合用。

7. 腰腧

● 位置：第三腰椎与第四腰椎棘突之间，左右各旁开 3.5 寸凹陷处。

● 方法：以食、中两指分别置于左腰腧右穴位揉动，双手拇指分别置于腰腧左右穴位揉动，称为揉腰腧。

● 次数：50 ~ 100 次。

● 主治：腰痛、下肢瘫痪等症。

● 临床应用：可配合其他手法推拿。

8. 脊柱

● 位置：从大椎至长强呈一条直线，是小儿身体上最长的线状穴。

● 方法：以食、中两指螺纹面自上而下直推，称为推脊。若加天柱一起自上而下直推，称为大推脊，其清热作用更强。自下而上捏，称为捏脊。

● 次数：推 100 ~ 300 次，捏 3 ~ 5 遍。

● 主治：发热、惊风、疳积、腹泻、便秘等症。

● 临床应用：推脊能清热，在推脊时可蘸少量冰水或医用乙醇，是一种有效的物理降温方法，多与推下六腑、清天河水、推涌泉等手法合用。捏脊能调阴阳、理气血、和脏腑、通经络、培元气，具有强健身体的功能，是小儿保健常用的手法之一，多与补脾经、补肾经、推上三关、摩腹、按揉足三里等手法合用，对于治疗先、后天不足的慢性病症，均有一定的效果。

9. 七节骨（七节）

● 位置：第四腰椎棘突向下至尾椎骨端（长强）呈一条直线，为线状穴。

● 操作：以食、中两指自上而下直推称为推下七节骨，用拇指桡侧缘自下而上直推称为推上七节骨。

● 次数：100～300 次。

● 主治：泄泻、便秘、脱肛等症。

● 临床应用：推上七节骨有止泻作用，可与揉龟尾、摩腹、揉脐等手法合用。还可治疗气虚下陷的脱肛、遗尿，可与按揉百会、揉丹田等手法合用。推下七节骨有通便作用，可与揉阳池手法合用。

10. 龟尾

● 位置：小儿尾骨末端至肛门中间。

● 操作：以拇指指端或中指指端揉，称为揉龟尾。

● 次数：100～300 次。

● 主治：泄泻、便秘、脱肛、遗尿等症。

● 临床应用：本穴能通调督脉经气，有调节大肠（具有双向性）的功能。对泄泻、便秘症状，可与推七节骨、摩腹、揉脐等手法合用。对脱肛、遗尿症状，可与揉丹田、按揉百会等手法合用。

11. 脊

● 位置：自大椎至长强呈一条直线，沿第七颈椎棘突至尾骨端呈一条直线。

● 操作：操作前先将背两侧（膀胱经）按揉几遍，使肌肉放松，减轻不适。用食、中二指从上（大椎）而下（长强）直推，称为推脊法；自下而上捏称为捏脊法。双手的中指、无名指、小指握成空拳状，食指半屈，拇指伸直并对准食指的前半段，双手手心相对朝上，从小儿尾椎下的长强（实际操作可从尾骨开始），沿着督脉捏拿至大椎穴，如此循环，捏拿 6 遍。捏第 5 遍时，根据小儿不同的临床症状采取"重提"的提拿手法，有针对性地刺激背部的腧穴。最后一遍捏拿结束后，按揉肾腧 10 次。自上而下推为泻法，能清热泻火。重推脊多与清天河水、推六腑、揉涌泉手法合用，并能治疗成人腰背强痛、角弓反张等症。捏脊操作要领为推、捏、捻、放、提、按、揉。

● 主治：惊症、夜啼、烦躁不安、疳积、腹泻、呕吐、便秘等症。

● 临床应用：脊属督脉，督脉贯属脑络肾，率阳气，统摄真元，具有调

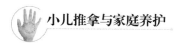

阴阳、理气血、和脏腑、通经络、退热的作用。

说明：捏脊法是小儿保健的常用方法之一。临床上，捏脊多与补脾、补肾、推上三关、摩腹、按揉足三里等手法配合应用，用于治疗先、后天不足的慢性病，常作用于小儿疳积、腹泻等症。操作时能旁及膀胱经脉，根据小儿病情重提或者按揉相应的腧穴，可加强疗效。

四、上肢部穴位

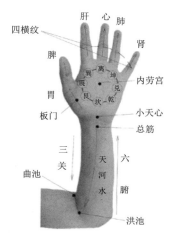

图 1-5-11　上肢部穴位

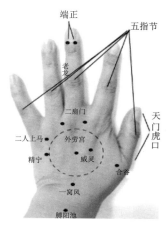

图 1-5-12　手部穴位

1.脾经

● 位置：拇指末节螺纹面或桡侧缘，是面状、线状相结合的穴位。

● 操作：将小儿拇指屈曲，循小儿拇指桡侧边缘由远端向掌根方向直推为补，称补脾经。小儿拇指伸直，由指根向指端方向直推为清，称清脾经。补脾经、清脾经统称推脾经，在拇指末节螺纹面做旋推法，亦称补脾经。

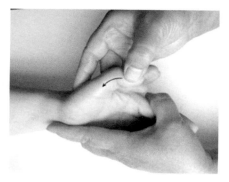

图 1-5-13　推脾经

● 次数：100～500 次。

● 主治：小儿腹泻、便秘、食欲不振、消化不良等消化道疾病。补脾经可健脾胃，补气血。清脾经可清热利湿，化痰止呕。清、补脾经可和胃消食，增进食欲。

● 临床应用：补脾经能健脾胃、补气血，对于食欲不振、消化不良症状，可与揉中脘、指揉脾腧、按揉足三里等手法合用。清脾经能清热利湿，可与清天河水、清大肠等手法合用。

注意：小儿脾胃薄弱，不宜攻伐太甚。在一般情况下，脾经穴多用补法，只有体壮邪实者才能用清法，或清后加补。

2. 胃经

● 位置：在小儿拇指的第二节处，或者在手掌大鱼际的外缘，是线状、面状相结合的穴位。

● 操作：旋推为补，称补胃经。向指端方向直推为清，称清胃经。补胃经、清胃经统称推胃经。

● 次数：向上直推约 300 次。

● 主治：小儿腹泻、呕吐等肠胃病，一般用清法。

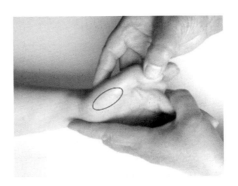

图 1-5-14　推胃经

3. 肝经

● 位置：食指末节螺纹面，是线状、面状相结合的穴位。

● 操作：食指伸直，由指根向指端方向直推为清，称清肝经。旋推为补，称补肝经。清肝经、补肝经统称推肝经。

● 次数：100～500 次。

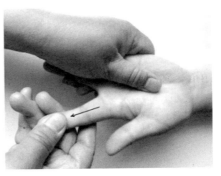

图 1-5-15　推肝经

● 主治：烦躁不安、惊风、五心烦热、目赤、口苦咽干等症。

● 临床应用：清肝经能平肝泻火、息风镇惊、解郁除烦，可与清天河水、推涌泉等手法合用。肝经宜清不宜补，当肝虚应补时，则须补后加清，或以补肾经代之，称滋肾养肝法。

4.心经

● 位置：中指末节螺纹面，是线状和面状相结合的穴位。

● 操作：食指伸直，由指根向指端方向直推为清，称清心经。旋推为补，称补心经。清心经、补心经统称推心经。

● 主治：高热神昏、五心烦热、口舌生疮、小便赤涩、心血不足、惊惕不安等症。

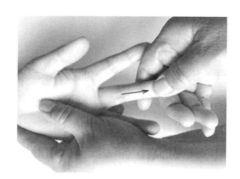

图 1-5-16　推心经

● 临床应用：清心经能清热、退心火，可与清天河水、清小肠等手法合用。清心经不要轻易用，需清心经时可以用清天河水代之。心经有病症可以通过心包经来治。心经宜清不宜补，对于睡卧露睛等症需用补法的，可补后加清，或以补脾经代之。

5.肺经

● 位置：无名指的螺纹状面，为面状、线状相结合的穴位。

● 操作：旋推为补，称补肺经。由指根向指端方向推，称清肺经。补肺经、清肺经统称推肺经。

● 次数：100～500次。

● 主治：感冒、发热、咳嗽、胸闷、气喘、虚汗、脱肛等症。

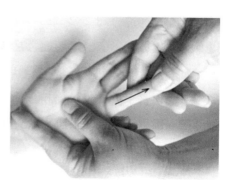

图 1-5-17　推肺经

● 临床应用：补肺经能补益肺气，可与揉肺腧等手法合用。清肺经能宣肺清热、疏风解表、化痰止咳，可与推膻中、揉风门等手法合用。

6. 肾经

● 位置：小指末节螺纹面，是面状、线状相结合的穴位。

● 操作：由指根向指端方向直推为补，或旋推，称补肾经。由指端向指根方向直推为清，称清肾经。补肾经、清肾经统称推肾经。依据《幼科铁镜》："四脏俱推上为补，下为泻，何肾与四脏相反。盖四脏居一身之

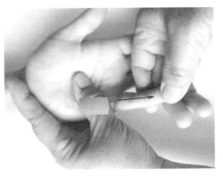

图 1-5-18 推肾经

上，而肾居下。肾虚则推四脏之气，往下以滋肾，故曰下补。肾水浑浊，则小便闭赤。若再往下推，则闭愈甚。一往上提，疏通水道，而小便自清。故曰推上为清。此上下清补有异。若不明上下之理，恐人疑推肾之上下，两字有诈，则遗患不浅，故识之"。

● 次数：100 ~ 500 次。

● 主治：先天不足、久病体虚、虚喘、肾虚腹泻、遗尿、膀胱蕴热、小便淋漓刺痛等症。

● 临床应用：补肾经能补肾益髓，温养下元，可与揉肾腧、揉丹田等手法合用。清肾经能治下焦湿热，肾经不宜清，需用清小肠、清天河水代之（《厘正按摩要术》《实用小儿推拿》认为肾有命门之火，不能清泻）。

7. 大肠经

● 位置：食指桡侧缘，自指端至虎口呈一条直线，是线状穴位。

● 操作：从食指指端直推向虎口为补，称补大肠。自虎口直推向食指指端桡侧为清，称清大肠。补大肠、清大肠统称推大肠。

● 次数：100 ~ 500 次。

● 主治：腹泻、脱肛、便秘等症。

● 临床应用：补大肠能涩肠固脱、温中止泻，可与揉丹田、揉外劳宫、推上三关等手法合用。清大肠能清利肠腑、除湿热、守积滞，可与推六腑、摩腹等手法合用。大肠经又称指三关，也可用于诊断，即望指纹。

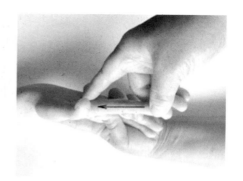

图 1-5-19　推大肠

8. 四横纹

● 位置：掌侧食指、中指、无名指和小指第一指间关节横纹处，是短线状穴位。

● 操作：推四横纹，以拇指桡侧面来回推。

● 次数：100 ~ 150 次。

● 主治：腹胀、疳积、消化不良等症。

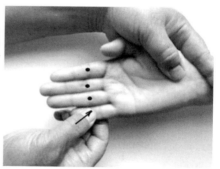

图 1-5-20　推四横纹

● 临床应用：推四横纹多用于治疗消化不良、疳积，可与补脾经、揉中脘等手法合用，掐四横纹也有同样的效果。

9. 板门

● 位置：掌侧大鱼际平面，为面状穴位。

● 操作：以指端揉板门或运板门。用推法自指根推向腕横纹，称板门推向横纹。反之，称横纹推向板门。

● 次数：100 ~ 300 次。

● 主治：食积、腹胀、食欲不振、

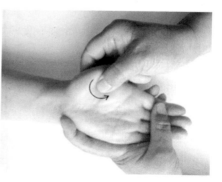

图 1-5-21　横纹推向板门

呕吐、腹泻、嗳气等症。

●临床应用：揉板门能健脾和胃，可与补脾经、揉中脘、揉脾腧等手法合用。板门穴推向腕横纹能止泻，腕横纹推向板门能止呕吐。

10. 内劳宫

●位置：掌心中，屈指时中指、无名指之间中点处。

●操作：以指揉称揉内劳宫。

●次数：100～300次。

●主治：发热、烦渴、目疮、齿龈糜烂、虚烦内热等症。

●临床应用：揉内劳宫能清热除烦，可与清心经、清天河水等手法合用。

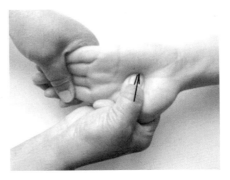

图 1-5-22 揉内劳宫

11. 内八卦

●位置：手掌面以掌心至中指根横纹约 2/3 处为半径所作的圆（中指根下为离属南，小天心穴之上为坎属北，在大鱼际侧离至坎半圆的中点为震属东，小鱼际侧离至坎半圆的中点为兑属西，西北为乾，东北为艮，东南为巽，西南为坤）。八卦穴在此圆周上，即乾、坎、艮、震、巽、离、坤、兑。

●操作：以拇指螺纹面用运法，自乾卦起至兑卦止，周而复始，顺时针运，称顺运内八卦。若从兑卦起至乾卦止逆时针运，称逆运八卦。

●次数：100～500次。

●主治：咳嗽、痰喘、胸闷、腹胀、呕吐等症。

●临床应用：运内八卦性平和、使气上逆，能促使呕吐。新生儿吞咽羊水、秽物或吐乳时，可与揉小天心、清板门、清四横纹、按揉天突等手法合用。对于中气下陷脱肛的小儿，可顺运以敛中气，与补脾、补肾、揉外劳宫、推大肠、按揉百会、推龟尾、揉神阙等手法合用。

逆运八卦降逆平喘、止咳化痰、利气利膈，可与清肺经、清补脾、揉小横纹、清四横纹、推天柱、分推膻中、按揉天突、按弦走搓摩等手法合用。对有消化系统疾病的小儿，如食欲下降、呕吐、泄泻、腹痛、腹胀，多与清补脾、清板门、清四横纹、掐揉足三里、分腹阴阳、点中脘、按揉天枢、摩腹、按揉背部腧穴等手法合用，效果好。

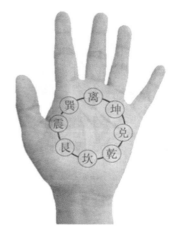

图 1-5-23　八卦穴

12. 小天心（鱼际交）

● 位置：掌根，大、小鱼际交接处凹陷中。

● 操作：以中指揉，称揉小天心。用指甲掐，称掐小天心。用中指捣，称捣小天心。

● 次数：揉 100 ~ 150 次，掐 3 ~ 5 次，捣 10 ~ 30 次。

● 主治：惊风、抽搐、烦躁不安、夜啼、小便赤涩、目赤痛、疹痘欲出不透等症。

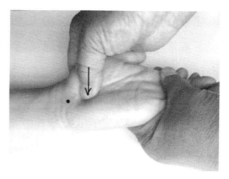

图 1-5-24　掐小天心

● 临床应用：揉小天心能清热、利尿、明目，可与清心经、清小肠、清天河水等手法合用。掐、捣小天心能镇惊安神，可与清肝经、按揉百会、掐人中、掐老龙等手法合用。

13. 总筋

● 位置：掌后腕横纹中点。

● 操作：以指按揉，称揉总筋。以指甲掐，称掐总筋。

● 次数：揉 100 ~ 300 次，掐 3 ~ 5 次。

● 主治：惊风抽搐、口舌生疮、夜啼、潮热等症。

• 临床应用：揉总筋能清心经热、散结止痛、通调全身气机，可与清心经、清天河水等手法合用。治疗惊风抽搐多用掐法，可与捣小天心手法合用。

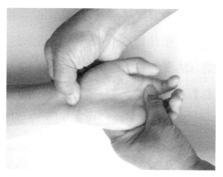

图 1-5-25　揉总筋

14. 大横纹（手阴阳）

• 位置：掌侧腕横纹，桡侧纹头尽端称阳池，尺侧纹头尽端称阴池，为线状穴位。

• 操作：两拇指自掌侧腕横纹中央（总筋穴）向两旁分推，称分推大横纹，又称分手阴阳。自两旁（阳池、阴池）向中央（总筋）合推，称合阴阳。

• 次数：30 ~ 50 次。

• 主治：寒热往来、腹胀、腹泻、呕吐、食积、烦躁不安等症。

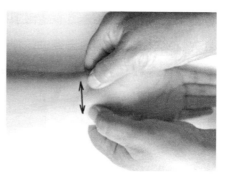

图 1-5-26　分推大横纹

• 临床应用：分手阴阳能平衡阴阳、调和气血、行滞食消，可与摩腹、推脾经等手法合用。如实热证阴池宜重分，虚寒证阳池宜重分。合阴阳能行痰散结，可与清天河水等手法合用。揉总筋、分手阴阳是小儿推拿手法中手部操作的常用手法。

15. 十宣（十王）

• 位置：十指指尖，指甲与白肉交际处。

• 操作：用掐法，称掐十宣。

• 次数：各掐 5 次，或醒后即止。

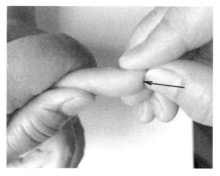

图 1-5-27　掐十宣

- 主治：高热昏厥。

- 临床应用：掐十宣主要用于急救，有清热、开窍的作用，可与掐老龙、掐人中、大推脊等手法合用。

16. 老龙

- 位置：中指指甲后0.1寸。

- 操作：用掐法称掐老龙。

- 次数：掐5次，或醒后即止。

- 主治：急惊风。

- 临床应用：掐老龙主要用于急救，有醒神开窍的作用。掐之知痛有声者，较易治。不知痛而无声者，较难治。

17. 二扇门

- 位置：手背部中指掌指关节两侧凹陷处。

- 操作：以食、中二指按揉，称揉二扇门。以拇指指甲掐，称掐二扇门。

- 次数：揉100～300次，掐3～5次。

- 主治：身热无汗。

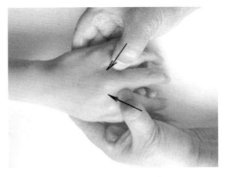

图 1-5-28　掐二扇门

- 临床应用：揉、掐二扇门能发汗透表，退热平喘，是发汗穴。若遇小儿高热无汗，按揉1～2分钟，即可见汗出。对平素体虚外感的小儿可先固表（用补脾经、补肾经等手法），而后揉、掐二扇门使之发汗。

18. 上马

- 位置：手背部无名指与小指掌指关节之间。

- 操作：以拇指指端揉，称揉上马。以拇指指甲掐，称掐上马。

- 次数：揉100～500次，掐3～5次。

- 主治：虚热喘咳、小便赤涩淋漓。

• 临床应用：本法为滋阴补肾的要法，可与揉肺腧、补肾经等手法合用。另外，对肺部感染有干性啰音久不消失的小儿可配合推小横纹（掌侧，食、中、无名、小指掌指关节横纹处，由拇指侧直推至小指侧）手法。

19. 外劳宫

• 位置：手背部，与内劳宫相对。

• 操作：用指揉法，称揉外劳宫。用指甲掐，称掐外劳宫。

• 次数：揉 100 ~ 300 次，掐 3 ~ 5 次。

• 主治：风寒感冒、腹痛、腹泻、脱肛、遗尿等症。

• 临床应用：本穴性温，为温阳散寒、升阳举陷佳穴，兼能发汗解表。可与补脾经、补肾经、推三关、揉丹田等手法合用治疗脱肛、遗尿等症。

20. 三关

• 位置：位于前臂桡侧阳池至曲池呈一条直线，为线状穴位。

• 操作：用拇指桡侧面或食、中指面自腕推向肘，称推三关，或称推上三关。屈小儿拇指，自拇指桡侧推向肘，称大推三关。

• 次数：100 ~ 300 次。

• 主治：气血虚弱、病后体弱、阳

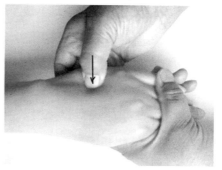

图 1-5-29 掐上马

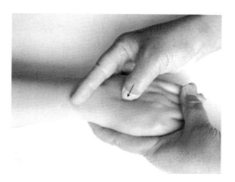

图 1-5-30 掐外劳宫

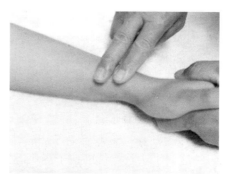

图 1-5-31 推三关

虚肢冷、腹痛、腹泻、疹出不透及感冒风寒等虚寒病症。

●临床应用：推三关性温热，能益气行血、温阳散寒、发汗解表，主治虚寒病症，可与补脾经、补肾经、揉丹田、摩腹、捏脊等手法合用。对感冒风寒、怕冷无汗或疹出不透等症，可与清肺经、掐揉二扇门等手法合用。

21. 六腑

●位置：前臂尺侧、阴池至少海呈一条直线，为线状穴位。

●操作：用拇指或食、中指面自肘推向腕部，称推（退）六腑，或推下六腑。

●次数：100～300次。

●主治：高热、烦渴、惊风、咽痛、木舌、腮腺炎和大便秘结等。

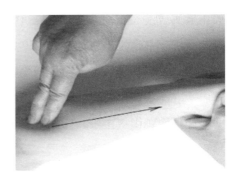

图1-5-32　推（退）六腑

●临床应用：推（退）六腑性寒凉，常用于治疗实热病症，可与清肺经、清心经、清肝经、捏脊等手法合用。若小儿气虚体弱，畏寒怕冷，可单用推三关手法。如高热烦渴，可单用推六腑手法。而两穴合用能平衡阴阳，防止大凉大热伤其正气。如寒热夹杂，以热为主，推六腑与推三关之比为3∶1。若以寒为重，则推三关与推六腑之比为3∶1。

22. 天河水

●位置：前臂正中，总筋至洪池（曲池）呈一条直线，为线状穴位。

●操作：用食、中二指指腹自腕推向肘部，称推天河水或清天河水。用食、中二指蘸水自总筋处一起一落弹打如弹琴状，直至洪池，同时用口吹气，称打马过天河。

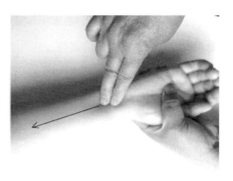

图1-5-33　推天河水

●次数：100～500次。

● 主治：外感发热、潮热、内热等热证。

● 临床应用：清天河水性微凉，较平和，能清热解表、泻火除烦，可用于治疗热证。对于外感发热，可与清肺经、推攒竹、推坎宫、揉太阳等手法合用。对于内热，可与清心经、清肝经、揉涌泉等手法合用。打马过天河的清热作用大于清天河水，多用于实热、高热等症。

23.一窝风

● 位置：在手背、腕横纹中央凹陷处。

● 操作：手掌向下，以左手托住小儿手，使其手略向上屈，再以右手拇指或者食指掐之，继以揉之。

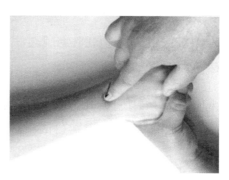

图 1-5-34 揉一窝风

● 次数：100 ~ 300 次。

● 主治：腹痛、急慢惊风等症。

● 临床应用：揉一窝风，具有温中行气、止痹痛、利关节的作用。对于因受凉、积食等各种原因引起的腹痛，也可用此来治疗。另外，该穴还具有温通经络的作用，对于风湿性关节炎也有一定作用。

五、下肢部穴位

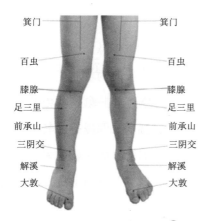

图 1-5-35 下肢部穴位①

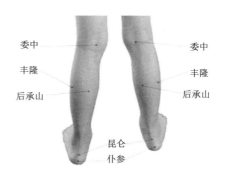

图 1-5-36 下肢部穴位②

1. 箕门

- 位置：大腿内侧，髌骨内上角至腹股沟中点呈一条直线，为线状穴位。
- 操作：以食、中二指自髌骨内上角向腹股沟部做直推，称推箕门。
- 次数：100～300次。
- 主治：小便赤涩不利、尿闭、水泻等症。
- 临床应用：箕门穴性平和，有较好的利尿作用。对于尿潴留，可与揉丹田、按揉三阴交等手法合用。对于小便赤涩不利，可与清小肠手法合用。

2. 百虫

- 位置：膝上内侧肌肉丰厚处。
- 操作：按或拿，称按百虫或拿百虫。
- 次数：按10～30次，拿3～5次。
- 主治：四肢抽搐、下肢痿痹。
- 临床应用：按、拿百虫能通经络、止抽搐，多用于下肢痹痛和瘫痪

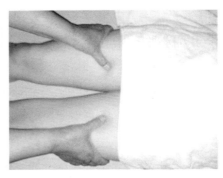

图 1-5-37　按百虫

等症，可与拿委中、按揉足三里、揉解溪等手法合用。若用于惊风、抽搐等症，手法应加强刺激。

3. 足三里

- 位置：膝关节外侧间隙下3寸，胫骨前嵴外一横指。
- 操作：以指端做按揉，称按揉足三里。
- 次数：50～100次。
- 主治：腹胀、腹痛、泄泻、呕吐、下肢痿痹等症。

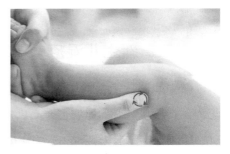

图 1-5-38　按揉足三里

- 临床应用：本穴为足阳明胃经合穴，能健脾和胃、调中理气、导滞通

络，是治疗消化系统疾病的主穴。对于腹胀、腹痛症状，可与摩腹、揉脾腧手法合用。呕吐时，可与推天柱、分腹阴阳手法合用。脾虚腹泻可与推上七节骨、补大肠手法合用。与捏脊、摩腹手法合用，可作为小儿保健常规手法。

4. 前承山（承山）

● 位置：小腿前部、胫骨外侧与后承山穴相对处。

● 操作：掐、揉本穴，称掐前承山或揉前承山。

● 次数：掐5次，揉30次。

● 主治：下肢抽搐。

● 临床应用：治疗角弓反张、下肢抽搐，常与拿委中、按百虫、掐解溪等手法合用。

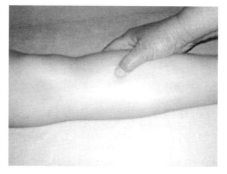

图 1-5-39　掐前承山

5. 丰隆

● 位置：外踝上8寸、胫骨前缘外侧1.5寸，胫腓骨之间。

● 操作：以拇指或中指揉，称揉丰隆。

● 次数：50~100次。

● 主治：咳嗽、痰鸣、气喘等症。

● 临床应用：揉丰隆能和胃气、

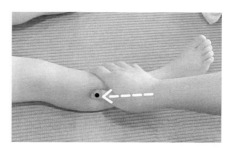

图 1-5-40　揉丰隆

化痰湿，治疗痰涎壅盛、咳嗽、气喘等症，可与揉膻中、揉肺腧、运内八卦等手法合用。

6. 三阴交

● 位置：内踝上3寸，胫骨后缘。

● 操作：以拇指或食指做按揉，称按揉三阴交。

● 次数：20～50次。

● 主治：遗尿、癃闭、小便频数且涩痛不利、下肢痹痛等症。

● 临床应用：按揉三阴交能通血脉、活经络、疏下焦、利湿热、通调水道，亦能健脾胃、助运化等，是治疗泌尿系统疾病的主穴。对于遗尿、尿闭、小便不利等症状，可与揉丹

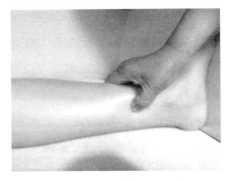

图 1-5-41　按揉三阴交

田、推箕门、推肾经等手法合用。要达到健脾胃、助运化效果，可与揉中脘、推脾经等手法合用。

7. 解溪

● 位置：踝关节前横纹中，两筋间凹陷处。

● 操作：掐和揉本穴，称掐解溪或揉解溪。

● 次数：掐3～5次，揉50～100次。

● 主治：惊风、吐泻不止、踝关节屈伸不利。

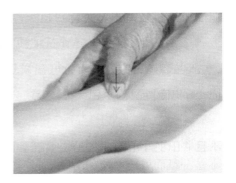

图 1-5-42　掐解溪

● 临床应用：惊风、吐泻时用掐法，可与按百虫、按揉足三里等手法合用。踝关节屈伸不利时用揉法，可配合其他手法合用。

8. 委中

● 位置：腘窝中央，两大筋之间。

● 操作：以食指指端提拿勾拔腘窝中软组织，称拿委中。

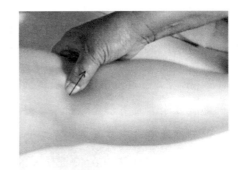

图 1-5-43　拿委中

● 次数：3 ~ 5 次。

● 主治：惊风抽搐、下肢痿软。

● 临床应用：对于惊风抽搐，可与按百虫、掐老龙等手法合用。对于下肢痿软，可与按揉足三里，按揉股四头肌、胫前肌手法合用。

9. 后承山（承山）

● 位置：小腿腓肠肌肌腹下凹陷处。

● 操作：用拿法，称拿后承山。

● 次数：3 ~ 5 次。

● 主治：腿痛转筋、下肢痿软。

● 临床应用：拿后承山能止抽搐、通经络，常与拿委中、按揉足三里、拿腓肠肌手法配合治疗腓肠肌痉挛、下肢痿软等病症。

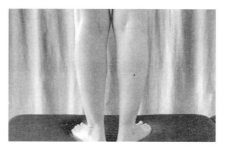

图 1-5-44　拿后承山

10. 仆参

● 位置：足外踝下凹陷处。

● 操作：拿或掐本穴，称拿仆参、掐仆参。

● 次数：3 ~ 5 次。

● 主治：昏厥、惊风。

● 临床应用：主要用于治疗昏厥，可与掐人中、掐老龙等手法合用。

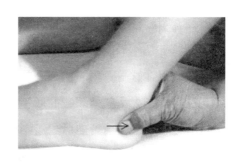

图 1-5-45　拿仆参

11. 涌泉

● 位置：蜷足时，在足心前 1/3 的凹陷处，是点状、线状相结合的穴位。

● 操作：以拇指从涌泉穴向足趾方向直推，称推涌泉。以指端揉，称揉涌泉。

● 次数：推 100 ~ 400 次，揉 30 ~ 50 次。

● 主治：发热、五心烦热、呕吐、腹泻。

● 临床应用：推涌泉能引火归元，退虚热，主要用于五心烦热、烦躁不安等症，可与揉上马、运内劳宫等手法合用。退实热时，可与推脊、推下六腑、清天河水等手法合用。揉涌泉能治吐泻，左揉止吐，右揉止泻。

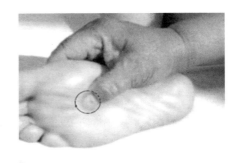

图 1-5-46　揉涌泉

第六节　捏脊的方法

捏脊，是在长期社会医疗实践中逐步摸索出的一种脱胎于古老按摩手法（捏、拿等手法）的疗法。捏脊疗法经过历代医学家探索完善，以中医基础理论为指导，拥有自己独特的理论体系，使用多种手法作用于人体脊背的经络、穴位，以调整人体脏腑、气血功能，从而达到防治疾病的目的。捏脊疗法因其作用于脊柱故称"捏脊"，常用以治疗小儿疳积等疾病，故又称为"捏积"。

根据中医基本理论通过捏拿小儿脊背，振奋小儿全身的阳气，推动全身气血的运行来平衡阴阳，达到治疗小儿疾病的目的。这是因为就人体的腹背来讲，腹为阴、背为阳，而脊柱又在人体背部的中央，督脉循脊而过，督脉的特定循行路线就决定了它具有主统全身阳气的功能。同时从督脉循行路线来看，它的起始部位与阴经任脉相连，自下而上，贯通脊背，络肾通脑，再加上人体经络本身遍及全身、无处不至的特点，使督脉可以沟通人体的表里、内外。

除上述督脉的治疗作用外，由于足太阳膀胱经的循行路线位于督脉的两旁，因此在提拿小儿脊背的时候，足太阳膀胱经也得到了相应的刺激，在这条经脉上分布着与人体脏腑解剖部位相邻的脏腑腧穴，如肺腧、厥阴腧。心腧、膈腧、肝腧、胆腧、脾腧、胃腧、三焦腧、肾腧、大肠腧、小肠腧、膀胱腧这些腧穴统称背腧。通过对这些腧穴的良性刺激，不仅可以协调小儿脏腑之间的功能，促进机体的机能活动，还可以通过对小儿腧穴的重点捏拿来治疗某些脏腑的疾病。

捏脊是孩子受益一生的推拿按摩方法。我经常对妈妈们讲，不懂那么多理论知识，又想孩子好带，就要掌握"盲捏"即捏三提一，身体所有腧穴（心、肝、脾、肺、肾）都可以刺激到。同时推荐3个月以内的孩子采取横搓后背的手法，3个月以后就可以采用三指捏法。

三指捏法以拇指横抵于皮肤，食指、中指两指置于拇指前方皮肤处，三指指腹相对用力捏拿皮肤，两手交替向前捻动，同时拇指向上推移，从龟尾至大椎穴为一遍，如此反复捏拿，在捏拿三下或五下的同时提拿一次，临床称为"捏三提一""捏五提一"。三指捏拿提的力量相对较小，主要刺激夹脊穴。因南方地区气候温暖，南方人肌肤薄，采用较轻刺激即可激发阳气，故采用该手法者居多。

二指捏法以双手腕关节略向尺侧偏斜，食指、中指桡侧抵于皮肤，以拇指食指捏拿皮肤，两手交替向前捻动，从下至上，从龟尾至大椎穴为一遍，如此反复。其中一遍在捏拿的同时提拿一下，临床操作时可以根据不同的情况选择推拿的部位。两指提拿的力量相对较大，同时，伴有双手指紧贴抵住脊柱的皮肤，可以加重刺激督脉及膀胱经。因北方人肌肉丰厚，皮肤坚实，宜重刺激。

每日捏拿1次，连续5~7天为一个疗程，休息2~7天可进行下一疗程。起初小儿会有不适，可能会躲避或者哭泣，初期手法轻柔甚至可以轻抚，待小儿适应后采取二指或者三指捏法。在具体操作中二指捏法适合6周岁以上小儿，三指捏法适合1~6周岁小儿。

第 二 章
新生儿常见问题的应对

第一节　新生儿可以做推拿按摩吗

一、新生儿推拿按摩的依据

在介绍推拿之前，先介绍一个词——抚触。婴儿抚触是 1995 年由强生公司作为一项保健措施率先引入中国的。抚触因为有了很好的普及和推广，已成为新生儿科医护人员和月嫂的必备技能之一。其实抚触和推拿按摩有些手法是一样的，只不过抚触是舶来品，推拿按摩是我们老祖宗留下来的。

推拿一词始见于明代万全的小儿推拿著作《幼科发挥》，古代称按摩、按跷、乔摩。小儿推拿是推拿学的重要组成部分，也是在中医基础理论指导下的新生儿保健方法。早在宋、元时期就有用掐法治疗新生儿破伤风的记录，说明我国古代就已经开始用推拿治疗新生儿的一些病症了。在近代小儿推拿凭借有效、简便易行的特点，结合各地区的特色和民间的需求，形成了许多具有特色的小儿推拿流派，治疗新生儿的病症。20 世纪 60 年代，张汉臣写的《小儿推拿学开药概要》就有对新生儿的一些疾患使用推拿治疗的记载，比如新生儿不啼、新生儿眼不睁、新生儿不乳、二便不通、鹅口疮、夜啼，这些都是有临床验证的。针对新生儿常见的一些生理、病理状况，在近代各大流派的著作中，都有可靠的推拿按摩方法。新生儿推拿不用药，既避免了口服药和注射药对新生儿带来的不良反应，又解决了新生儿在此阶段对口服药物吸收能力差的特殊问题。如果说抚触是面与面地交流，新生儿推拿则是点对点地沟通。

我是从做月嫂单店和月子会所起步的。20年前我从医院辞职，当时在故宫旁边新建了一家红墙酒店（四星级），酒店董事长就决定拿出来一些套房作为月子房，同时还有外派月嫂的业务。这在当时绝对是新潮的。宝妈、月嫂都会遇到很多育儿问题，如新生儿腹胀、新生儿吐奶、新生儿夜啼、新生儿黄疸、新生儿腹泻等。我们面对的是健康却需要呵护的特殊人群，照顾新生儿和宝妈是我的工作常态。其实很多问题都可以通过推拿按摩来解决，我的观点通过实践也得到了验证。

新生儿吐奶是新生儿养育过程中常遇到的问题，我们除了要掌握一些护理技巧外，配合按揉新生儿的板门穴或者推天柱骨，改善其吐奶的效果就特别好。积食便秘的孩子，用清大肠、清胃经手法可以使其排便。哭闹的孩子，用清心经、清小肠的手法就能起到养心安神的作用。这些小方法难吗？真的是太好掌握了，把其融入日常生活就可以做到、做好。妈妈自己给孩子做，更是一种爱的传递。在月子会所每天的查房过程中，我都会推广推拿按摩的小方法，并且也会得到宝妈们的正向反馈。

《万氏家藏育婴秘诀》记载："初生小儿，内外脆薄，药石针灸，必不能耐也。良工当以爱其己子之心，而爱人之子，怜惜之。"这句话就是说新生儿形体俱弱，受不得任何的伤害。使用针、药等方法，一定要谨慎。所以我们需要寻找一种适合新生儿特点的保健和养育方式，这也就是传统保健方法小儿推拿按摩了。

二、新生儿推拿按摩的特点

小儿年龄越小，推拿效果越好。

小儿百脉独旺于双掌，手心手背分布着全身2/3以上的穴位。这些特定的穴位对于3岁以下的幼儿特别实用，但是对于3岁以上乃至更大一点的孩子，光推拿双手就不那么有效了，需配合其他脏腑的穴位。

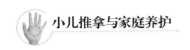

三、新生儿推拿按摩的技巧

1. 推拿按摩的手法

这一阶段的小婴儿是比较娇弱的，我们用到的是一些简单的按摩手法甚至用到妈妈的嘴唇，一些比较复杂的复式手法一般不需要。新生儿推拿常用的方法由轻到重的排序依次是运、摩、推、揉、按。

八个字要常记心中"轻快灵活，柔和着实"。要求手法速度快，不能飘不能轻浮，力道轻但要落到实处。

2. 推拿按摩介质的选择

推拿按摩的时候，使用介质非常必要，使用介质之后按摩起来会更顺滑，同时小婴儿也会更舒服。教科书通常推荐的介质有按摩油和爽身粉，我推荐大多数情况就用家里吃的面粉或淀粉就可以。在推拿按摩的时候如果选用爽身粉，也许会不慎误入小婴儿的口中，用家用的面粉就会更安全一些，而且面粉又是每个家庭必备的。如果孩子对面粉过敏，不可使用。

介质也要灵活应用，比如擦法就不适合使用粉类介质。擦法是在新生儿体表摩擦，为保护皮肤防止擦破，要涂抹少量的按摩油。擦法常作为在整个推拿按摩过程中最后使用的手法，一般在擦法之后就不在这个部位使用其他的手法，以免皮肤破溃，但擦法之后可以湿敷或热敷，能够加强疗效。

3. 时间安排的技巧

新生儿通常每日进行一次就可以，最多不超过 2 次。每次一套手法做下来不超过 10 分钟。孩子哭闹后熟睡时可以先摩腹，以免其醒的时候哭闹，腹肌紧张，影响效果。推拿按摩的时间根据具体情况灵活掌握。

第二节　新生儿常见问题

一、新生儿睡眠不安

在我之前的工作经历中，接触过一些"空降"的客人。也就是宝妈本来不想请月嫂或入住月子会所，觉得家人能照顾，妈妈婆婆年轻，都闲在家里，家里居住条件也好。"空降"的原因大都是孩子出生后不好带。不好带的主要问题不是病理性的，而是生理性的，也就是睡眠不安。大家都知道小孩子昼生夜长，夜里睡不好怎么长得好呢？

1. 表现

孩子不好哄睡，或者入睡后受到轻微的声、光等刺激，就会有双手向上张开很快又收回甚至会啼哭等表现，好像是突然被吓了一跳。这种情况1个月以内的新生儿发生频率更高，4个月左右慢慢消失。

2. 原因

这主要是因为新生儿的神经系统发育尚未成熟。新生儿期是整个婴儿期生长最旺盛的一个阶段，我们常说阳常有余、阴常不足，也是夜里孩子睡觉不踏实的原因之一。

3. 推拿思路

睡眠不安不是病理性的问题，而是生长发育的问题。需要做的就是养阴安神，阴足了，就助眠了。

4. 推拿方法

上摩百会，安神静心；下搓涌泉，引火归元。睡眠不安时，这样能够养阴安神助眠，效果最好了。

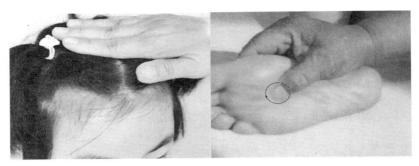

a. 摩百会　　　　　　　　　b. 搓涌泉

图 2-2-1　睡眠不安推拿方法

有的孩子夜里烦躁啼哭，容易惊醒，小便黄或者有口疮。可以用这套手法：揉二马，清肝平肺；搓涌泉，滋阴、清内热、助安眠。

5. 家护

用带有弹性的小包被把孩子裹住，根据室内的温度给孩子盖上小被子。其实就是模拟孩子在妈妈子宫里的状态，给孩子带来安慰和安全感。

6. 注意事项

在摩百会时力度一定要轻，也可以隔着小帽子做。

二、新生儿夜啼

一个冬天的工作日，月子会所正常早交班，夜班护士汇报昨晚入住会所的一对母子情况。他们没有提前预约，孩子已经出生 20 天，之前在家请了月嫂，昨天把月嫂辞退后入住月子会所。

我猜这对"空降"的母子一定是养育出了问题，是需要解决问题而来的。男孩 36 周早产，出生体重 3 千克，现在 20 天了，带着包被体重还是 3 千克。孩子小脸清白，看着弱弱的，我摸摸其手脚都不热，打开尿不湿，孩子拉的是稀便，不臭，有点酸。宝妈说孩子吃奶没有劲儿，最主要的问题是孩子白天夜里不停地啼哭，夜里哭闹更加严重，哭声不大，几乎 24 小时都得抱着，体重也没长。月嫂是 50 多岁的大姐，也被消耗得不行了。宝爸是企业高管，特别忙。宝妈是高龄产妇，剖宫产，恶露虽然已经干净，但还是觉得腹部有时候隐隐地痛。我摸摸宝妈的手也是凉的，身上汗津津的。宝妈的乳房很大，但是软塌塌的，我习惯性地摸了一下，开玩笑对宝妈说，这口粮"袋子"里的口粮不足啊。宝妈说是的，奶不多还漏奶。母子俩也去医院检查过了，没有查出什么器质性的问题。宝妈愁死了，自己心力交瘁，孩子也没带好。

给宝妈的安排是：我安排厨房中午给宝妈做当归生姜羊肉汤。这可不是随意用中药，而是使用《金匮要略》中的经方验方。日本注册了《伤寒论》《金匮要略》里面很多的医方，随处可见的药妆店里都有根据经典经方验方熬制好出售的成品，大家对照自己的症状可以选用。

给孩子的安排是：月子会所有2名男护士，他们是乌兰察布医学高等专科学校毕业的，20岁出头，高大英俊，在婴儿洗澡室、游泳室工作。他们的手大，给孩子洗澡时手承托的力量比女护士大很多。我安排其中一位男护士抱孩子，他先把自己的双手搓热，一只手焐到孩子的肚脐上，也就不到半个小时的工夫，孩子不哭了，看着也安稳了。看到这样的情况，我心里有数多了。这就是壮汉的热手心起到的作用。为什么50多岁的月嫂大姐抱了20天没用，宝妈抱也没用？白天为阳，夜里为阴。男人属阳，女人属阴。深夜阴盛，脾为阴中之阴。深夜时分（阴），宝妈和月嫂同为女性（阴），宝妈体弱，月嫂岁数也大，阳气一定是不足的。而阳气十足的小伙子热手心一焐上，立刻安抚住孩子。

1. 表现

孩子哭声低弱，时哭时止，睡时蜷曲，腹喜按，四肢欠温，吮乳无力，吃奶少，面色清白，口中气冷，唇色淡红，大便溏薄，小便色清，舌苔薄白。

2. 原因

脾寒腹痛是新生儿夜啼常见的原因。脾寒气滞，脾为后天之本，喜温恶寒。孕母素体虚寒，致小儿胎禀不足，脾寒内生；或因护理不当，腹部中寒；或冷乳哺食，寒伤中阳，凝滞气机，至夜阴盛。脾为阴中之阴，阴盛则脾寒愈盛，寒阻气机，不通则痛，故小儿入夜腹痛而啼。

3.推拿思路

月子会所每周来一次小儿推拿大夫，大夫看了孩子后，也确定他是脾寒气滞引起的夜啼。这也就是男护士的热手心那么管用的原因。大夫给开了温中散寒、行气止痛的推拿方子。

4.推拿方法

方法一

操作：此方法简单好操作，小儿取坐位，推拿人员用左手握住小儿左手，使其前臂伸直，掌心朝上，食指和中指自小儿总筋起，相互交替逐指按压前臂正中至肘横纹，于肘部重点按揉曲池穴数下，此为1遍，操作10遍左右。

功效：镇静安神，调和气血。

临床应用：小儿夜啼。

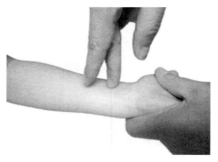

图 2-2-2　小儿夜啼复式手法

方法二

开天门，推坎宫，摩囟门，补脾经，揉外劳，推上三关，揉一窝风，摩腹揉脐，揉足三里。这套手法看着多，一套做下来不超过10分钟。

开天门、推坎宫、摩囟门，可以调和气血，宁心安神；补脾经，可以健脾益气，通调脏腑；揉外劳、推上三关，可以温补中焦；揉一窝风，可以散寒通滞；摩腹揉脐，可以温中散寒；揉足三里，可以补中益气，通经活络，扶正祛邪。

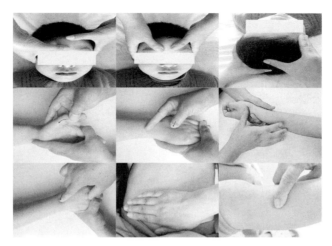

图 2-2-3 新生儿夜啼推拿方法

孩子用上面的手法推拿5天就好了。接下来就由护士用工字搓法，每次洗澡后给孩子搓搓后背。搓后背简单易学，同时也不会伤害新生儿，宝妈可以每天早上给孩子搓搓，这也是亲子互动的一个好方法，一举两得。

5. 家护

（1）热熨。艾叶、干姜粉适量，炒热后用纱布包裹，热熨小腹，从上至下重复多次，可祛除脾寒气滞。

（2）调料十三香加水调和制成饼状，用纱布包裹外敷肚脐。

注意：脐带没有脱落或者刚刚脱落不建议使用，有造成脐带感染的可能。

三、新生儿溢奶

新生儿的胃呈水平位，连接食管的贲门是松弛的。小儿脏腑娇嫩，形气未充，尤其以肺、脾、肾三脏更为突出。

1. 表现

溢奶也叫漾奶，是新生儿在刚吃过奶、吃得过饱或者体位改变时嘴角溢出一点奶汁。一般孩子不会不舒服。

2. 原因

新生儿溢奶是生理现象，因为新生儿的贲门发育不全，导致进食后有溢

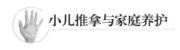

奶现象。

3. 推拿思路

小儿百脉汇于两掌，心、肝、脾、肺、肾的状况全都能从 5 个手指反映出来。通过按摩增加孩子的脾胃运化功能，减少新生儿溢乳。这些摸摸按按的动作简单好操作，有益于促进孩子生长发育。

4. 推拿方法

揉板门，清补脾。止吐、健脾和胃。

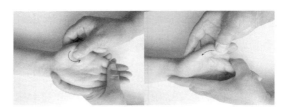

图 2-2-4　新生儿溢奶推拿方法

5. 家护

（1）喂奶时，即使孩子大便了，也不要急于换尿不湿。

（2）无论是母乳喂养还是人工喂养，都需要保持 30 度头高脚低的喂奶姿势。喂奶后不要急于竖抱拍嗝，气体自然而然会排出。

四、新生儿吐奶

溢奶和吐奶是有区别的，溢奶是正常的生理现象，吐奶是胃肠功能紊乱所致。

1. 表现

溢奶和吐奶的主要区别在于：溢出的奶是新鲜的奶，可能是因为吃得过多，通常是在吃完奶之后马上溢出来。孩子情绪是好的。新生儿吐奶多在喂奶之后发生，既可能在刚刚吃完奶发生，又可能在喂奶较长时间之后发生。吐奶的量多，可见凝乳块，气味酸臭，孩子吃奶减少，伴有腹胀，便秘或者便溏，大便酸臭，舌红苔黄。去医院就诊排除器质性问题后，多半是乳食积滞，可以通过推拿按摩来解决。

2. 原因

中医认为，胃为水谷之海，以降为和，以通为顺，呕吐主要是由于胃失和降、胃气上逆引起的。

3. 推拿思路

中焦脾胃以通为顺，出现乳食积滞，就要健脾和胃助消化。

4. 推拿方法

方法一

下推天柱，在喂奶后拍嗝，直接下推天柱，此穴止吐。也可轻拍，不用整个后背都拍，因腰背部是脾胃反射区，没有肋骨保护。

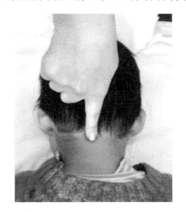

图 2-2-5　下推天柱

方法二

还有一套手法比较简单，按揉阴陵泉、足三里，也特别适合新生儿。这是一组对穴，操作人一手抱着孩子，一手就同时可以按摩两穴，起到健脾和助消化的作用。孩子吐奶、睡觉不安时，可以加内关、外关对揉。

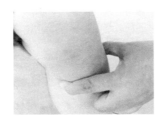

图 2-2-6　按揉阴陵泉、足三里

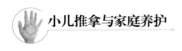

方法三

清胃经，逆运内八卦，揉板门，推四横纹。逆运内八卦：从兑卦起至干卦止逆运八卦，称为逆运八卦。

清胃经、推四横纹，可调理脾胃功能、和胃降逆；逆运内八卦，能降气、消导化积；揉板门，能消积导滞、理气、调节升降、和胃止吐。

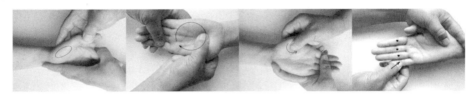

图 2-2-7　新生儿吐奶推拿方法

五、新生儿肠胀气

正常的新生儿尤其是早产儿在喝奶后，常可见轻度或者是明显的腹部隆起，有时还会溢奶，但孩子安静，腹部柔软，摸不到肿块，排便正常，生长发育良好。这是通常所说的生理性腹胀，是新生儿腹壁肌肉薄、张力低下且消化道产气较多所致，有时候胃肠道反应比较激烈。

1. 表现

（1）肚子圆、鼓、硬。

（2）蹬腿，不断扭动身体。

（3）喝奶不老实，肚子发出咕咕声。

（4）屁多，会崩屎，放屁时小脸红。

（5）趴睡或者竖抱才能缓解。

（6）大便带泡泡。

（7）黄昏闹，每到傍晚会哭闹不止。

2. 原因

（1）亲喂，前奶吃得过多。

（2）瓶喂，吃得过多、过快。过度喂养。

（3）宝妈吃产气食物多，如牛奶和豆类。

3. 推拿思路

助运消食。

4. 推拿方法

运内八卦，揉板门，揉天枢 。

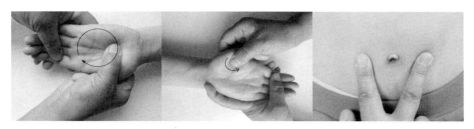

图 2-2-8　新生儿肠胀气推拿方法

这套手法不但在孩子腹胀时可以使用，还可以作为保健手法，预防消化不良导致的腹胀气。如果发现孩子有腹胀食滞的现象，还可以清胃经、清大肠，使肠道畅通。

5. 家护

（1）两顿奶之间让孩子趴卧能促进消化，趴卧有助于排气，缓解肠胀气。新生儿趴卧时需要成年人的监护，一次不超过 10 分钟。

（2）喂完奶后 5 分钟，可以竖抱，推天柱，帮孩子排嗝。

（3）瓶喂时应注意让奶水充满奶瓶嘴，奶瓶嘴的前端不要有斜面，以免孩子吸入多余的空气。

（4）母乳喂养的宝妈少吃红薯、栗子、豆子等容易在消化道内发酵并产生气体的食物。

六、新生儿肠绞痛

新生儿莫名地哭闹，放屁排便后停止哭闹，应该是肠绞痛。肠胀气是胃肠功能紊乱，肠绞痛主要是肠道功能紊乱，主要是过度喂养造成的，或者是在肠胀气出现的时候没有及早干预、纠正造成的。

新生儿肠胀气和肠绞痛是有较大区别的。肠胀气的婴儿只有腹胀以及食欲不振等症状，可能会导致婴儿轻微的腹部疼痛。如果是肠绞痛，婴儿会不停地哭闹，让父母很焦虑。婴儿呕吐后腹痛缓解了，精神会随之好转，或者在排便排气后，哭闹停止。

1. 表现

肠绞痛多半发生在晚上，孩子会大声哭闹；一天至少哭闹 3 小时，每周至少 3 次；大便用力憋劲，排出后症状缓解；肚子咕噜响，腹部发紧发胀；哭闹时面部发红，嘴角周围发白；喂奶时蹬腿，易吐奶，吐的奶酸臭；睡不安稳；高频率摇头，呼吸急促；双脚向上蜷缩，手脚发凉；便干或者便溏。

难以安抚的双下肢蜷曲，或者不停地伸蹬，两手握拳，多在夜间发生，白天症状较轻，哭闹多随腹痛消失而停止，间歇期间入睡，不久又发作，不吃奶或者吐奶，呕吐物酸腐，便溏或者便干，舌淡红苔、黄苔或厚腻。

2. 原因

脾不足是小儿的常态。在排除病理情况后，肠绞痛多数是由气候突变、喂养不得当如过度喂养造成的，被中医称为乳食积滞。过度喂养主要还是缺乏养护经验，常见于新手妈妈。

有的母乳喂养的宝妈会通过用吸奶器吸出乳汁，观察奶量的刻度来判断自己的产奶量。吸奶器往往吸不到后奶，当宝妈看到吸出的母乳量不尽如人意的时候，会在母乳后继续添加配方奶。吸吮反射是孩子的本能，也是一种安慰，孩子会把配方奶吃干净，这样宝妈得到的结论就是自己的乳汁不够，会感到焦虑，继续增加配方奶，这样循环下去，孩子就会被过度喂养了。其实如果没有配方奶的干扰，孩子和宝妈的奶量都会智能匹配。因为错误的判断，宝妈害怕耽误孩子发育，加大了喂奶量，就产生过度喂养了，我们真的不能靠刻度表养孩子。

怎么判定宝妈的产奶量是够的呢？新手妈妈亲喂的时候都有这种困惑，"房子"上没有刻度，也不知道给孩子喂了多少毫升的奶。最好的办法是用数据来说明，下面总结了孩子体重增长阶梯式的数据。

如果孩子在纯母乳喂养的情况下一天有 2~3 次大便，并且有 6 次以上的小便，喝奶的时候刚开始有吞咽声，喝奶后有满足感并且精神好，证明乳汁是够的。

如果孩子一周的体重增长了 125 克左右，证明乳汁是够的。

如果孩子一个月体重增长了 700~1000 克，证明乳汁是够的。

以出生体重 3 千克为标准，3 个月孩子的体重翻番达到 6 千克，证明乳汁是够的。

6 个月之内孩子每个月增重 600~700 克，6 个月之后孩子每个月增重 500~600 克，其生长发育就是达标的。

3. 推拿思路

乳食积滞造成的新生儿肠绞痛，根据"六腑以通为用"和"通则不痛"的原则，以通为大法，或消导以通，或温运以通，或泄热以通。对于新生儿不能随便使用"泻下"的方法。

4. 推拿方法

方法一

寒则凝，凝则痛。揉一窝蜂，温掌摩神阙。

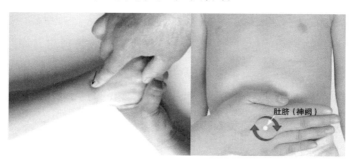

图 2-2-9 新生儿肠绞痛推拿方法一

方法二

消积导滞止痛，补脾经，清胃经，顺运内八卦，揉板门，揉小天心，按揉内关。

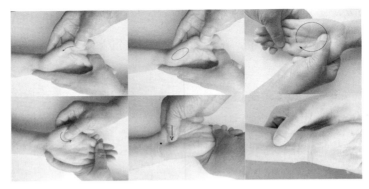

图 2-2-10　新生儿肠绞痛推拿方法二

补脾经、清胃经，可以健运脾胃，清胃肠积热；顺运内八卦、揉板门，可以调畅气机，消积导滞，利于胃肠通畅；揉小天心，可以镇静止痛；按揉内关，可以解痉止痛。

5. 家护

（1）外敷法，将小米煮至六七成熟捞出，加入大粒盐、大葱须混合均匀，外用布包好，敷于脐，凉凉后取下，每天一次至治愈为止。脐带没有脱落或者刚刚脱落不久的新生儿要慎用，以免造成感染。

（2）避免过度喂养或喂养不足，以免肠道积气出现痉挛腹痛，喂完奶后轻推天柱，帮孩子排嗝。

（3）保持室内温度适宜，冬天要注意保暖，夏天注意防暑降温。喂母乳的宝妈应注意饮食清淡，避免过食产气较多及油较大的食物，导致母乳难以消化或产气过多，诱发新生儿肠绞痛。

（4）孕妇孕晚期不可以过量进食寒性和热性的食物，比如大量进食西瓜、榴莲、桂圆、荔枝等水果，以免孩子出生后出现肠绞痛。

（5）若急性发作的患儿啼哭剧烈，长时间哭闹不止，应立即送到医院进行相关检查。

七、新生儿着凉腹泻

新生儿每天大便的次数和性状各不相同，一般每天排便 2~5 次。母乳喂养的新生儿大便多呈金黄色，偶尔微带绿色，较稀或者呈膏状，带有酸味儿，没有泡沫。配方奶粉喂养的新生儿，大便是淡黄色或者土黄色，较干，多带有臭味儿。

1. 表现

大便溏稀，次数较往常增加。孩子有清涕，精神是好的，吃奶也是正常的。

2. 原因

给孩子洗澡时没有注意保暖肚子，或者室内温度低，洗澡时间长，着凉了。

3. 推拿思路

温中散寒。

4. 推拿方法

一窝风加外劳宫，一窝风和外劳宫都是热穴，用于止痛祛寒。

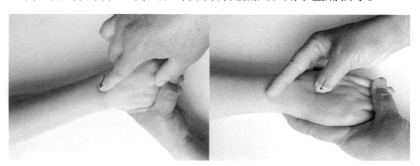

图 2-2-11　新生儿着凉腹泻推拿方法

5. 家护

五倍子粉加醋调和成饼状，敷在脐部。脐带未脱落前，不建议使用。

注意：对于出生 1~2 周的新生儿轻度腹泻不用干预，此阶段的新生儿轻度腹泻有助于黄疸消退。

八、有奶瓣的腹泻

喝奶的孩子大便里或多或少都会有奶瓣。怎么判断奶瓣是不是在正常范

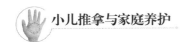
围呢？用一个形象的比喻就是大便中有星星点点芝麻粒大小的奶瓣，这种情况没事。若是出现像香瓜子一样的奶瓣，那就是消化不良了，同时大便次数增多。

1. 表现

大便溏稀，布满香瓜子大小的奶瓣，或者有凝乳块儿，气味儿酸臭或腥臭。孩子的肚子是鼓鼓的，哭闹，吐奶，吃奶减少或者不吃，夜里睡觉不踏实，舌苔黄厚。

2. 原因

纯母乳喂养的宝妈还是要忌口，寒凉或者过于油腻的食物尽量少吃。寒凉的食物并不一定是指冷饮，西瓜、葡萄、火龙果这些凉性的水果适当吃就可以，不可多吃。

宝妈饮食失调或者哺乳过量，加之新生儿脾常不足，运化功能极弱，很容易造成乳积泻。

3. 推拿思路

消乳导滞，健脾和中。

4. 推拿方法

补脾经，揉板门，摩腹，揉中脘，揉天枢。

补脾经、揉板门、摩腹、揉中脘，能健脾和胃消乳导滞；揉天枢、揉中脘，能疏调胃肠积滞，和胃降逆。

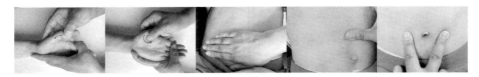

图 2-2-12　有奶瓣的腹泻推拿方法

5. 家护

虽然母乳喂养的孩子 6 个月前不用补充水，但是如果孩子腹泻，需及时补充水分。

九、胃口好、精神好，攒肚

孩子胃口好、精神好，几天都不排便，但排出的大便正常。怎么判断是便秘还是攒肚？攒肚只可能出现在母乳喂养的孩子。若不是母乳喂养，孩子几天都没有排便，那一定是便秘。

1. 表现

吃得好，精神好，睡觉好，肚子不胀，不放臭屁，体重长得好。几天不排便，排便后大便色泽、性状正常。

2. 原因

妈妈乳汁好，好消化好吸收。

婴儿攒肚和便秘的区别主要有以下几点。

（1）表现不同。孩子攒肚时，可能2～4天甚至一周多也没有排便，但是精神好，吃奶也很正常，不会出现腹胀和哭闹现象。孩子便秘时，排便次数减少，可能还会伴有腹胀、食欲差等现象。

（2）排便是否困难。攒肚时通常不会出现排便困难，而便秘时排便会比较困难，并且孩子会因为不适而哭闹。

（3）大便状态不同。攒肚时排出的大便往往呈黄色稠糊状或者膏状，一般随着辅食的添加症状会自然缓解。而便秘时排出的大便会比较干硬。

对于攒肚可以不予干预，密切观察孩子的状态就可以。但是对于便秘一定要及时干预，或者去正规医院检查，否则一旦形成顽固性便秘很容易引起肛裂。

3. 推拿思路

加强脾的运化，促进吸收，提高正气，减少生病。

4. 推拿穴位

方法一：健脾和胃助消化

阴陵泉、足三里是一组对穴，特别好操作，操作者一手抱孩子，一手对揉小腿穴位就可以完成；顺时针摩腹。

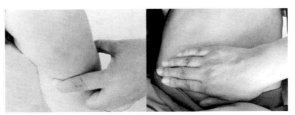

图 2-2-13　攒肚推拿方法一

方法二：揉脐及龟尾并擦七节骨

操作：先用中指揉肚脐约 1 分钟，然后顺时针与逆时针交替摩腹各 1~3 分钟。宝宝趴卧，宝妈用中指勾揉龟尾，手掌分别于第四腰椎至尾骨尖（七节骨）向龟尾处（向下）轻推 1 分钟。

功效：助运排便。

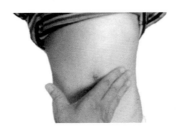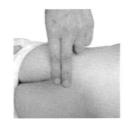

图 2-2-14　攒肚推拿方法二

十、新生儿鼻塞

很多新生儿生下来不久就会出现打喷嚏、鼻塞的症状，如果不及时进行保暖，正确护理，不少孩子鼻塞就会严重起来。所以我在培训中会提醒月嫂接触新生儿的第一件事一定是注意孩子要穿盖合适。

剖宫产的新生儿从手术室出来后，一定要注意保暖。为了产妇的健康着想（低温抑制病原体繁殖），手术室的温度一般为 20~23 摄氏度，孩子从恒温的 37.6 摄氏度的羊水中出来，一下来到 23 摄氏度的手术室，就像我们洗澡后湿漉漉地走出浴室一样，一定是感觉冷的。长期以来有一种错误的认识，认为新生儿打喷嚏是正常现象，错误地解释为这是新生儿未长鼻毛引起的。新生儿会因为保暖不及时导致受凉、打喷嚏、鼻塞，最后流清鼻涕。

1. 表现

对于孩子"无厘头"的哭闹，哭时鼻音重，吃奶时呼吸重，喉咙有痰，呛奶、吐沫儿，特别是睡觉张口呼吸的，一定要注意孩子是否有鼻塞，避免孩子因鼻塞导致不良后果。

由于新生儿天生习惯用鼻腔呼吸，用口腔喝奶，鼻塞出现后易导致呼吸困难、拒乳以及烦躁。孩子常常睡觉时张着嘴，哭的时候有鼻音（有时发出像小猪一样的哼哼声）。鼻塞时张嘴呼吸是为了获得更多的氧气，躺下时鼻塞会更明显，有时还会因鼻涕倒流刺激鼻咽部而出现呛咳。

2. 原因

鼻为呼吸道的门户，最先感知外界气候的变化，外界之风邪（风寒或者风热）或者异物、粉尘等，最先影响鼻腔。如果对新生儿护理缺乏正确的方法，常常导致孩子未得到及时正确保暖而鼻塞。也常有宝妈或者护理人员在给孩子喂奶时没有及时调整穿盖，比如孩子吃奶时过热出汗，然后受凉出现鼻塞。孩子鼻塞，大都表明可能有鼻黏膜肿胀或有鼻涕。

3. 推拿思路

散外邪，通鼻窍，窍道以通为顺。风寒袭肺就需要温经散寒通窍。

4. 推拿方法

方法一

按揉两侧迎香穴，如流清涕加黄蜂入洞，缓解新生儿的症状。

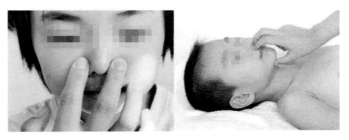

图 2-2-15　新生儿鼻塞推拿方法一

方法二

针对新生儿打喷嚏、鼻塞，开天门，推坎宫，揉太阳，按迎香穴。

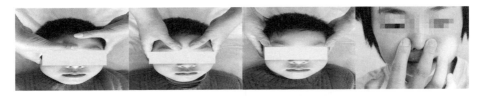

图 2-2-16　新生儿鼻塞推拿方法二

开天门，调天人之阴阳，疏风散邪；推坎宫，分利头之阴阳，清利头目；揉太阳，调和阴阳，解表透邪；按迎香穴，疏散风热，通利鼻窍。这四个穴位作用于鼻子周围，起到疏风通窍的功效。二扇门为发汗穴，使邪从汗出；揉外劳宫，祛除寒邪。黄蜂入洞为热穴，祛风寒。

注意：针对清鼻涕，拿列缺穴，可以宣肺气，散风寒。

5. 家护

（1）对于轻度的鼻塞，晨起摩囟门 50 次至微热，可提高小儿免疫力。摩囟门的手法一定要轻，不能损伤囟门。

（2）母乳滴鼻。宝妈在喂奶前将乳汁直接挤至新生儿的鼻翼内侧，每侧一滴，滴入后轻轻按摩鼻翼，使乳汁充分湿润鼻黏膜。

（3）温湿巾擦鼻。用温水浸湿湿巾，然后在孩子鼻子上轻轻地一按一擦，重复多次，鼻涕或鼻塞物被软化后很容易被擦掉。

（4）如果新生儿出现打喷嚏，一般为着凉了或鼻腔有分泌物，一定给他戴上帽子，保持双脚是温暖的，身上又不出汗，就比较妥当。新生儿的头部占身长的 1/5，头部保暖是有必要的。

（5）对于因鼻塞导致呼吸不畅、睡眠不安的新生儿，可根据医嘱酌情用药物。

注意：如果因为孩子身上出现新生儿毒性红斑（中医又称胎毒），误认为是热出来的而减少穿盖，会导致孩子鼻塞雪上加霜。

十一、新生儿鹅口疮

一个周末的早上，护士长给我打电话，着急地说在查房中发现住在月子会所 17 天的小宝佳佳口腔颊部有一小片白，判断不是奶块。给孩子喂了点水，这个小白片没有被冲掉，初步判断可能是鹅口疮。

17 天的孩子在月子会所可能得了鹅口疮，着实给我吓了一跳。要知道，鹅口疮拿老百姓的话来说就是"脏"啊！我说先别着急，你需要做的一是派车带孩子去医院确定是不是鹅口疮。二是看看进会所时妈妈和孩子的病历，孩子是顺产还是剖宫产。若是顺产，妈妈有没有阴道炎。三是看看会所的病例，孩子有没有使用抗生素的情况。四是最重要的一点，孩子是奶瓶喂养还是纯母乳喂养，会所的奶瓶奶具是否消毒到位。在月子会所得鹅口疮，那不仅是管理不到位的问题，还会有传染的可能性。好在护士长不久就给了我回复："陈老师，孩子是顺产并且有羊水呛入，出生后感染新生儿肺炎，在医院使用了抗生素治疗后来到月子会所，并且宝妈有阴道炎。"原来佳佳是因为新生儿肺炎入院并使用了抗生素，抗生素的使用使孩子体内菌群紊乱，羸弱的身体没有了免疫力。加之宝妈感染阴道炎这一系列的情况，使孩子患上鹅口疮。

鹅口疮又名口腔念珠菌病。新生儿多见于久泄久病体虚，长期或大量使用广谱抗生素、肾上腺皮质激素者。新生儿多由产道感染，或因宝妈乳头不洁、喂养者手指的污染传播。

1. 表现

在口腔内白屑初期呈点状或小片状，逐渐整合成大片状，孩子瘦小，手、脚心老是热的，小舌头红红的，舌苔少。佳佳来会所后一直哭闹，不好带，总是得抱着。因为在医院母子分离过，宝妈的乳汁下得不是很好，一直是混合喂养的，宝妈奶量也不大，还一直伴有轻度腹泻。

2. 原因

新生儿期本来是疯长期，如果在疯长期新生儿没有得到很好的滋养，反而在和疾病做斗争，肺炎、腹泻、抗生素都会对新生儿产生很大的伤害，消耗新生儿极大的体能。在中医上讲就属于胎禀不足，肾阴亏虚，也就是病后失调、体弱，津液大伤，脾虚及肾，气阴内耗，阴虚水不制约火，虚火上

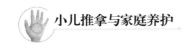

炎，此为无根之火，上蒸口舌，而致鹅口疮虚证。

3.推拿思路

月子会所兼职的儿科推拿大夫给了滋阴降火的推拿方案，判断佳佳是虚火上浮造成的鹅口疮。这种长时间的消耗，造成的鹅口疮一定是假热，也一定会伤阴，再加上新生儿本就阳常有余，阴常不足。这种的口舌生疮不是"真"火，是虚火，所以就需要滋阴降火。

4.推拿方法

清天河水，揉小天心，揉二马，揉涌泉，揉大椎，揉总筋。

清天河水、揉二马，清热滋阴；揉小天心，泻心火；揉涌泉，引火下行、归元；揉大椎，泻虚火；揉总筋，除心烦。

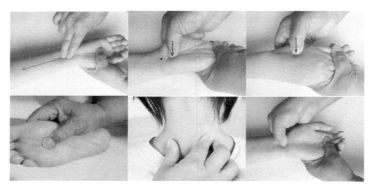

图 2-2-17　新生儿鹅口疮推拿方法

孩子哭闹不好带，体重增加缓慢，一定是有原因的，他一定是不舒服才会哭闹。用这种方法推拿了一天，孩子夜里睡觉就安稳了好多。因为夜属阴，长期的消耗使孩子更是阴不足，用了滋阴的方法后，孩子自然睡得安稳了，3天后鹅口疮全都没有了。这一次次效果显著的小儿推拿，使我更加增添了信心，这种不打针、不吃药、捏捏按按的方法使对孩子的伤害降到了最低。3天后，月子会所的护士就按常规在给孩子洗澡后做工字搓，横搓后背了。这套手法的目的就是增加孩子的免疫力。

5.家护

（1）医院开的制霉菌素研成末，与鱼肝油滴剂调匀，涂擦在创面上，每日 3 ~ 5 次，每 4 小时一次。在擦洗的时候动作要轻，以免伤到孩子导致感染。涂药后不要马上吃奶。

（2）中药外敷。可以用适量吴茱萸粉末加适量食醋调成糊状，涂在两足的涌泉穴，用纱布覆盖并固定。睡前敷贴，次晨揭去，连贴 3 ~ 4 天。

（3）宝妈有阴道霉菌病时应积极治疗，切断传染途径。母乳喂养的时候，宝妈应洗净手，清洁乳头，这样可以防止病菌传播。

（4）奶具消毒，应该对奶瓶、奶嘴等进行消毒处理。

注意：妈妈在怀孕的时候，少吃辛辣炙热的食物，尽量饮食清淡。

十二、新生儿黄疸

新生儿黄疸是指孩子出生后，全身皮肤、巩膜、小便发黄。新生儿出生 2 ~ 3 天后出现黄疸，10 ~ 14 天内黄疸消退，若是早产儿，可延迟到第 3 周才消退，其他情况一般良好，此为生理性黄疸。若出生 24 小时后就出现黄疸，7 ~ 10 天后黄疸未退或加重，为病理性黄疸。中医称"胎黄""胎疸"等。

1. 表现

在自然光线下，如果仅仅是面部黄染，为轻度黄疸。躯干部皮肤呈浅花色黄染，不超过肘膝，为中度黄疸。如果四肢和手脚心也出现黄染，为重度黄疸。

黄疸一般是从头开始出现，从脚开始消退，眼睛是最早出现发黄、最晚消退的，可以先从眼睛观察。

观察孩子的情绪，出现黄疸后情绪好不好最重要。只要孩子精神及胃口都不好，或者出现体温不稳、嗜睡、容易哭闹等状况，无论目测是轻度还是中度黄疸，都要去医院检查。

新生儿黄疸的黄也是不一样的。一种是明亮的黄，称为阳黄；一种是晦暗的黄，称为阴黄。要仔细观察，加以区别。

阳黄：面部皮肤发黄、色泽鲜亮如橘皮，烦躁不安，啼哭吵闹，不欲吮

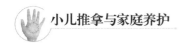

乳，口渴喜饮，或有发热，小便深黄，舌苔黄腻。

　　阴黄：面部皮肤发黄，色泽晦暗如烟熏，精神萎靡，目光少神，四肢欠温，腹胀食少，便溏色灰白，小便短少而黄，舌淡苔灰腻。

2. 原因

　　孕妇在怀孕的时候，吃得过于辛辣油腻，身体不能很好地运化，产生的湿热也会传给胎儿。或者孕妇的体质不好，体寒，使胎儿获得的营养不充足，体弱，这是内因。外因主要为新生儿在分娩之时或出生之后，感受湿热或寒热之邪。中医所讲的邪是指风、寒、暑、湿、燥、火（热）。

3. 推拿思路

　　新生儿黄疸的病变脏腑在肝胆和脾胃，其发病机制主要为脾胃湿热或寒湿内蕴、肝失疏泄、胆汁外溢而发黄。针对不同的表现体征，推拿方法也是不一样的。新生儿脾胃不足，一定要注意顾护胃气，避免过度用泻法或者寒凉之法。

　　阳黄：清热化湿，利胆退黄。

　　阴黄：温中，健脾，化湿。

4. 推拿方法

　　（1）生理性黄疸（一般性黄疸）。让孩子尽快地消退黄疸，那就要多吃多喝多拉多尿，多晒太阳。我们要做的就是喂养充足，促进消化，促进二便的排出。这样黄疸就会很快消退。

　　清肝经，清大肠，清小肠，顺时针摩腹。

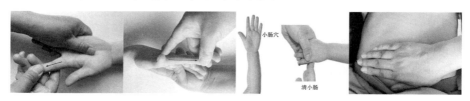

图 2-2-18　生理性黄疸推拿方法

　　这套手法就是帮助孩子尽快地把黄疸排出体外，与吃药或者是蓝光治疗相比，孩子更容易接受，而且孩子不受任何痛苦。

（2）阳黄。清补脾，清胃，平肝，清天河水，摩腹，清大肠。

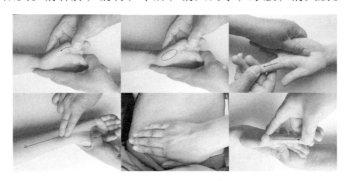

图 2-2-19　阳黄推拿方法

清补脾、清胃可健脾助运、清化湿热。平肝可疏肝利胆退黄。清天河水可清湿热，使湿热经小便排出。摩腹、清大肠可以通利二便，通腑泄热，利胆退黄。

（3）阴黄。揉外劳宫，清补脾，平肝，揉二马。

揉外劳宫、二马可温中健脾。清补脾可健脾、化湿、退黄。平肝可疏肝、利胆、退黄。

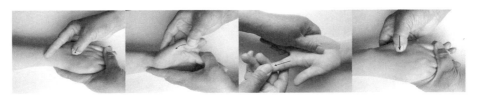

图 2-2-20　阴黄推拿方法

十三、新生儿湿疹

新生儿湿疹是指新生儿出生第二个月开始，皮肤出现密集的成片小疹子，尤其在喂奶后，体温一升高，疹子更红。

中医称湿疹为"浸淫疮""湿疮""血风疮"等，发于婴儿期者称为"乳癣""胎癣"。《医宗金鉴》将奶癣分为干、湿两型，急性渗出者称为"湿癣"，慢性无渗出者称为"干癣"。《外科正宗·奶癣》指出，奶癣的发病与先天禀赋密切相关，强调饮食起居护理。

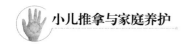

1. 表现

新生儿湿疹多发生在头、面、耳部周围。开始呈红色小米粒大小的丘疹，较密集，后出现黄色、半透明的黏稠渗出液，而后结痂。在双眉、头皮、耳垂周围黄痂较多。常为对称性分布，也可发生在大腿根、腋下、外阴部、颈部等处，缠绵不绝，反反复复。

2. 原因

（1）中医讲，其母怀胎，喜食辛辣，积热遗留于儿；后天喂养不当，母体饮食偏于肥甘厚腻、香燥之品，使湿从内生，而成顽疾。

（2）凡是有湿疹的新生儿，都会有家族过敏史。如父母、祖父母、外祖父母、兄弟姐妹等家庭成员有湿疹、过敏性鼻炎、过敏性皮炎、过敏性结膜炎、哮喘、食物过敏和药物过敏等过敏史。

（3）患湿疹的新生儿，接触某些物质又会诱发或加重湿疹症状，如食物中的蛋白质，尤其是鱼、虾、蛋类及牛乳，接触化学物品（护肤品、洗浴用品、清洁剂等）、毛制品、化纤物品、植物（各种植物花粉）、动物皮革及羽毛，感染病毒、细菌等，日光照射，环境温度高或穿着过厚，寒冷等，都会刺激湿疹反复产生或加重。

（4）因为新生儿的皮肤角质层比较薄，毛细血管网丰富并且内皮含水及氯化物比较多，对各种刺激因素较敏感，所以更容易产生湿疹。

3. 推拿思路

中医讲，肺主皮毛。同时肺与大肠相表里，肺开窍于鼻，在体为脾，其华在毛。其实不论是肺、大肠、皮肤还是鼻子，都有排泄的功能。比如鼻敏感会流鼻涕、打喷嚏，气管敏感会过敏性咳嗽，哮喘则会咳嗽气喘，结肠敏感会泄泻，皮肤敏感则出疹子、红、痒。人体一旦感受外邪或有邪气由内而生，身体都会试图将其排出，邪气越重，排泄反应越强烈。湿疹一般属湿邪，也是婴儿时期常见的一种皮肤病，1~3个月的婴儿会发生湿疹，1岁以后逐渐减轻，到2岁以后大多数可以自愈，少数会延续到幼儿期或儿童期。婴儿时期有湿疹的孩子以后更容易患其他过敏性疾病，所以推拿就是以前期祛湿后期增加身体的免疫力这种思路来处理。

4. 推拿方法

湿疹是一种过敏性表现，应对新生儿湿疹，推拿按摩手法有以下两个步骤。

第一步，清脾经，清肺经，清大肠，清小肠，清天河水，拿风池，清板门。

清脾经、清肺经祛除内外湿邪。清大肠、清小肠利尿除浊。清天河水清热泻火，祛湿解毒。拿风池、清板门祛湿热，祛除表邪。

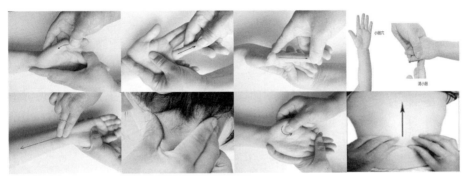

图 2-2-21 新生儿湿疹推拿方法

第二步，增加身体的免疫力，增加正气，增加机体抗过敏的能力。湿疹不是一蹴而就能解决的。

新生儿期做横搓后背，3个月后就可以捏脊了。后背运行着督脉，两侧有膀胱经，是人体最重要的一条阳脉。固护好身体的阳气正气，就可以抵御外来的邪气。给孩子做后背的按摩，最好的时间是晨起或者是上午，这是阳气生发的时间，这个时间适合我们与自然同频，天人合一。后背的按摩在春、夏、秋可以长期进行。

5. 家护

（1）轻度湿疹或者预防湿疹

给新生儿穿盖过多，或者抱着哺乳时间过长，会出现颜面或者接触面的皮肤有散在红色丘疹。

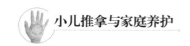

处理方法：在孩子的洗澡水里滴几滴十滴水，不仅有祛除湿疹的功效，也能预防新生儿湿疹；水温不超过 37 摄氏度。用温水、弱酸性的沐浴用品给孩子洗澡，涂抹保湿霜。

（2）中度湿疹

有渗出、结痂可以用清热解毒的中药水给孩子浸洗。

处理方法：浸洗。用纱布或者脱脂棉蘸上药液，轻轻擦洗患处。这样清洗不仅可以洗掉痂皮和渗出物，还能湿润皮肤，促进药物吸收。药物直接作用在皮肤上，效果会比较明显。

（3）重度湿疹、慢性湿疹、鳞屑湿疹

外敷土茯苓，湿疹好得快。土茯苓是一味中药，《本草纲目》说它能"健脾胃，强筋骨，祛风湿，利关节，止泄泻"，《本草再新》说它能"祛湿热、利筋骨"。中医认为，湿疹大都跟脾胃和湿气有关，土茯苓可以很好地利湿解毒、健脾胃、护肝脏。外敷比口服更加安全。

处理方法：土茯苓研为细末，加上少许温开水，外敷在长湿疹的地方，每天换 3 ~ 4 次。一般用药 1 天后渗液就会减少，3 天后可以见到痂皮，1 周左右差不多就好了。

西医给孩子治湿疹基本上是涂抹类固醇药膏，在医生指导下使用并且不超过 3 天，一般都是没问题的。

较轻的湿疹不需要用药，好好护理或者擦点保湿霜就可以。稍微重一点的，可以使用纯中药制剂。再严重的，比如有大片红斑、脱屑或渗液，需要考虑用激素软膏，但需在医生的指导下使用。湿疹随着孩子的成长会逐步改善。

简单安全有效的浸洗单方

金银花是一味常用中药，清热解毒效果很好。金银花在北方 6 月盛开，可以晒干备用。湿疹常年都会发作，但是以春夏交际和秋冬交际的时候最为严重。鲜品 500 克金银花及少许叶子加 1000 毫升水，或干品 100 克金银花加 1000 毫升水，冷水下锅煮 20 分钟，滤出水。重新在锅里加水，再煮3遍，将煮好的水凉到合适的温度即可浸洗，次数不限。

马齿苋是乡间特别常见的一种植物。它具有清热解毒、散血消肿的效果。50克干马齿苋加1000毫升水，小火煎煮15分钟以后过滤去渣即可。

还可以用野菊花，方法同上。

注意：水温不可超过37摄氏度。不可兑凉水，自然凉凉，也就是不用阴阳水。

浸洗以后，不再用清水或沐浴露清洗，直接用毛巾轻轻蘸干即可。

第 三 章

婴幼儿常见问题的应对

第一节　咳　嗽

咳嗽在婴幼儿阶段是常出现的问题。有的孩子咳嗽一两声自己就痊愈了，有的孩子缠绵不绝地咳嗽，1个月因为咳嗽上3次医院。我在做小儿推拿全国巡讲的过程中，在公益问答环节，妈妈们对于咳嗽的问题各种各样。比如，孩子夜里咳嗽，出汗多，大便像羊屎蛋；孩子只在凌晨咳嗽，每天如此就像定了闹钟；孩子不好带，脾气大，爱咳嗽；等等。各种各样的咳嗽在处理方法上是不一样的，但是有一点是相同的，配合捏脊，咳嗽好得快，不反复。所以在这一章中应对每种咳嗽都是需要配合捏脊的。有的妈妈说，孩子不配合捏，无法坚持。我的回答是，聪明的妈妈要讲究方式方法，比如孩子从小接触了横搓后背然后过渡到捏脊，就会很享受。每天给孩子捏脊，孩子不会咳嗽或者即使咳嗽也很快就好了。记住，你初期的养育辛苦会换来孩子一辈子的健康。

1. 初咳在肺

初期的咳嗽一般是风寒、风燥、风热等引起的，身体感受到外邪了，也就是说空调的冷气、冬天的寒冷空气会引起咳嗽，秋天的干燥会引起咳嗽，春天的风吹着花粉满天飞，会引起咳嗽。口、鼻为与外界沟通的门户，它们受到刺激，就会本能地出现咳嗽反应。咳嗽是身体抵御外邪的一种手段，所以中医讲"初咳在肺"。

2. 中咳在脾

孩子咳嗽特别多，咳嗽老不好，主要是痰湿咳嗽。脾为生痰之源，肺为储痰之器，痰一般都是吃出来的，天一热家长就给孩子吃冰激凌、冰西瓜，还有蛋糕、巧克力、糖果。甜的、凉的、油腻的不被脾胃消化代谢，就产生了"浊"，吃得过多就容易咳嗽。

3. 久咳在肾

肾是人体的生命之源，久咳就会有内伤了。

从五行上讲，肺属金，主呼吸，人的呼吸与肺脏密切相关。肾脏为水脏，可起到藏精、纳气的作用，而肾脏与肺脏的关系为母子，金水相生便为此道理。如果长期咳嗽得不到有效治疗，就必然会导致人体肾气亏虚、损耗，久咳伤肾。

咳嗽先别着急镇咳，咳嗽是外邪入侵导致的，最重要的是要找到引起咳嗽的原因，而不是用药强行镇咳，强行压在里面。中医讲"五脏六腑皆可引起咳"，要找出是什么原因引起的咳嗽，然后是补充身体的正气。如果只是单纯地清邪气，邪气还会回来，只有把正气补足，才能彻底把邪气顶出去。

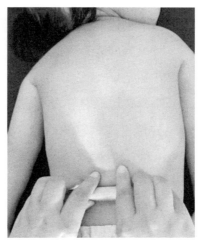

图 3-1-1　捏脊

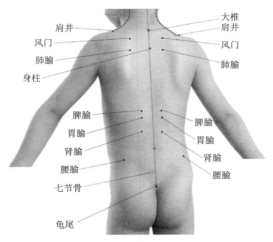

图 3-1-2　背部腧穴图

补充正气的方法就是捏脊，在进行推拿的时候，还是要配合捏脊。我在全国巡讲的过程中，很多家长反映，咳嗽太容易反复了，妈妈们也就对小儿推拿失去了信心。我通过微信群指导大家，强调所有的咳嗽都要配合捏脊，把实践经验总结下来并运用，效果会好很多。不会捏脊的就自下而上搓后背，也能起到效果。下文中提到的所有咳嗽都配合捏脊，先根据症状运用相应的推拿手法，3 天后就配合捏脊。先轻抚后背，让孩子得以适应，适应后再运用三捏一提的手法。后背是人体的全息图，心、肝、脾、肺、肾都在后背有相应的对应点。通过"推、捏、捻、放、提"的动作，都能相应刺激到各个穴位。当孩子咳嗽时，通常在肺腧、风门这些穴位上就会不通，一旦不通，我们用捏提的手法，孩子就会疼，肌肉就会绷紧。这时候就需要妈妈多些耐心，让孩子适应并接受。所以说捏脊前的轻抚后背和横搓后背的程序要做到位。通过按摩打通这些穴位，穴位按摩开了，就不疼了，孩子的咳嗽很快就好了。

一、便秘、盗汗、拉羊屎蛋便的咳嗽

我在东营做小儿推拿巡讲中途休息的时候，看到一个小男孩在玩"冲撞"游戏，他冲撞的对象是自己的奶奶，不停地起步冲刺，用头冲向奶奶的怀里，几次差点把奶奶从凳子上撞下来。奶奶咬牙配合着。小男孩四五岁的样子，小嘴唇红红的，像樱桃一样，眼睛黑亮，下眼袋发紫，瘦瘦的，但好像力气很大的样子。孩子的奶奶说，这个孩子每晚临睡前都会在床上折腾一番，好像有使不完的力气要发泄出去，在床上折跟头，用头撞被子撞枕头，哇哇大叫，有的时候还会撞向奶奶，拽奶奶的头发。我问孩子的奶奶为什么不制止，奶奶说，觉得孩子在幼儿园坐一天了，又是生长在单亲家庭缺少关爱，可能是通过这种形式来发泄一下自己的情绪。而奶奶这次来现场咨询的主要问题是，孩子夜里出汗多，拉羊屎蛋便，还咳嗽。

有的妈妈经常会说，孩子不爱吃饭，脾气大，咳嗽，便秘。先别给孩子下脾气大的定论，看看是不是身体出了问题。

1. 表现

咳嗽、嗓子痒、盗汗、拉羊屎蛋便，出现这些症状，说明孩子身体里的水不足了。这时的咳嗽几乎是没有痰的，或痰少而黏，声音嘶哑，舌苔也只有薄薄的一层，舌红苔少或花驳，甚至无苔，小便黄，身热烦躁，手脚心热，皮肤偏干。这类孩子大多是急性子，话多好动，脾气大。

2. 原因

盗汗、拉羊屎蛋便是阴津不足的表现，这种咳嗽是肺阴虚或燥邪伤肺引起的，一般这种咳嗽是拖了比较长的时间，孩子体内的阴津已经被长时间的咳嗽损耗了不少。如果孩子舌头红，手脚心热，晚上睡觉盗汗，就要考虑孩子可能是阴虚了，就要想办法给他滋阴，这样孩子慢慢地脾气就好了，火气就下来了。这些道理和方法妈妈是完全可以自己学会的，孩子变化特别快，有时候多吃点什么东西，体质马上就会改变。如果最近没怎么吃某些东西，他有可能会受寒了，马上又阳气不足了。

3. 调理思路

滋阴是关键，把体内的水补足了，肺不燥了，咳嗽就好了，养阴润燥，利咽止咳。

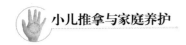
4. 推拿方法

第一步：清肺平肝 300～500 次，逆运内八卦 100 次，补肾经 300～500 次，揉二马 500 次，按揉涌泉 100 次，揉天突 300 次。

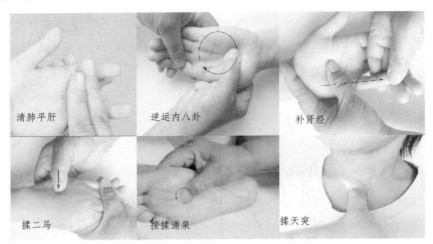

清肺平肝　　　　逆运内八卦　　　　补肾经

揉二马　　　　按揉涌泉　　　　揉天突

图 3-1-3　阴津不足的咳嗽推拿方法

第二步：捏脊。

（1）先轻抚后背数次。

（2）再按揉肺腧。

（3）最后捏脊，三捏一提。

次数：孩子年龄加 2。最好每天晨起或者上午捏。

5. 食方

【石斛银耳羹】

原料：新鲜石斛 2～3 支，干银耳 2 大朵，枸杞 10 粒。

做法：用冷水将银耳泡发，洗净，撕成小朵。枸杞洗净，浸泡。石斛去掉叶子，将茎切成小段。砂锅里倒水，放入石斛、银耳，大火烧沸，转小火 30 分钟以后放入枸杞。再加适量冰糖，继续炖至银耳软糯关火即可，趁热喝功效更佳。

功效：滋阴，润肺，止咳。

【霜桑叶煮水】

选用下霜后采摘的桑叶，或者是霜降后的桑叶。桑叶煮水，对于盗汗阴虚咳嗽效果很好。

二、积食、舌苔黄厚、大便臭的咳嗽

1. 表现

积食咳嗽是最常见的。舌苔变厚，尤其舌苔中间的部分变厚，有的孩子舌苔就像是五角硬币一样，圆圆的厚厚的一块，就很可能是积食了。舌苔黄厚，大便臭，这是最常见的一种咳嗽类型了，同时孩子还会伴有口气、肚子硬、手心干热、小嘴唇很红、烦躁不安、口渴、喜欢喝凉水、晚上睡觉不踏实、爱趴着睡觉、踢被子等状况。

2. 原因

这是吃得多、吃得杂，胃肠食滞淤积化热的表现，胃热引起的肺热上行，累及咽喉，导致肺气上逆造成咳嗽。除正常吃饭之外，有的孩子还会吃很多乱七八糟的东西，比如薯片、饼干、蛋糕及各式各样的含有添加剂的东西，这些东西吃多了会对孩子的脾胃造成损害，导致孩子积食。家长也不清楚他是吃多了，还是脾胃不和了。这个时候就要多关注孩子的舌苔，因为孩子一旦零食吃得过多过杂，他的舌苔就会立竿见影地反映出一些征兆，非常直观。

中医认为，肺与大肠相表里，要解决肺热，必须先通便，引火下行。食积一去，脾运行功能恢复，肺气宣通，咳嗽自止。调理的关键在通便，而不是止咳。

3. 调理思路

最简单的做法就是通便，大便通了，咳嗽就会好。有时候都不用后面的手法了。

4. 推拿方法

第一步：推六腑 300～500 次，清胃经 300～500 次，清大肠 300 次，顺

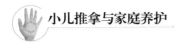

摩天枢 20～50 次，推下七节骨 500 次。

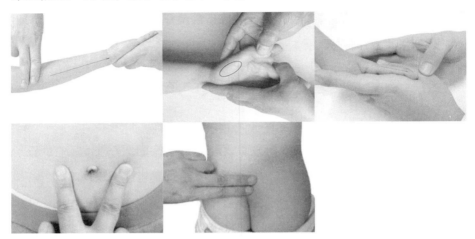

图 3-1-4　食滞肺热的咳嗽推拿方法

第二步：捏脊。

（1）先轻抚后背数次。

（2）再按揉肺腧 1 分钟。

（3）最后捏脊，三捏一提。

次数：孩子年龄加 2。最好每天晨起或者上午捏。

5. 食方

【焦三仙】

原料：焦神曲、焦麦芽、焦山楂各 15 克，白糖适量。

做法：原料加水煮 15 分钟。

用法：一天喝 3 次，连续 3 天。

功能：健脾消食。

【萝卜蜂蜜饮】

原料：白萝卜 5 片，带须洋葱 1 个，大枣 3 颗，蜂蜜 30 克。

做法：将白萝卜、洋葱、大枣加适量水，煮沸约 30 分钟，去渣，加蜂蜜即可。

用法：每日 1～2 次。

功效：萝卜味辛、甘，性凉，有清热生津、凉血止血、化痰止咳等作用。其提取物对革兰氏阳性细菌有较强的抗菌作用。洋葱散风寒，大枣和胃养血，蜂蜜润燥，可以驱寒宣肺，祛风止咳。

忌口：忌食甜的、凉的食物。甜能生痰也容易生热，是引发咳嗽的诱因，所以要让孩子少吃甜食，不喝饮料。

不喝夜奶，改掉睡前一杯奶的习惯。对于脾胃弱的孩子来讲，夜奶容易生痰，咳嗽期间会加重痰咳。有的孩子会在夜里剧烈咳嗽到呕吐，这都是由夜奶引起的消化不良，进而导致痰多壅盛。做推拿按摩如果不忌口，等于白做。忌口特别重要，尤其是生病的时候，要减少胃肠道的负担。

6. 家护

孩子大便不通，可以用开塞露，通便消积。有的时候便一通就不咳嗽了。

三、嗓子痛、小便黄、扁桃体红肿的咳嗽

1. 表现

扁桃体发炎甚至溃脓，引起咳嗽发热是比较常见的。只要一有点外邪，火马上就出来了，扁桃体立刻就肿了，可能其他症状还不明显。喝水吃东西的时候孩子会说喉咙疼，整个咽喉充血。孩子脾气大，便秘，舌红舌干，喜欢喝水，但小便发黄。

2. 原因

一般这样的孩子都非常喜欢吃肉，有句顺口溜是"没有积，不化热，不化热，不生火，不生火，不发炎"。中医认为咽为胃之门户，胃热过盛，胃火上炎，最先受害的就是咽喉部位，咽喉受热熏蒸、发炎、肿胀。如果火下不去会导致上焦，上焦为心肺，中焦为脾胃、肝胆，下焦为肾、膀胱。上焦就会有火热之症，孩子就会咽喉肿痛。有些时候孩子的发热也会与中焦脾胃的阻滞有关。

扁桃体红肿的常见原因

一是饮食原因，吃得多。若要小儿安，就要三分饥和寒，这句话谁都知道，但就是谁也做不到。孩子从托儿所回来，下午饭在托儿所已经吃过了，家长觉得孩子没有吃饱，还要给再吃一顿"可口的"。正常的三餐之间还要有加餐，胃肠道没有休息的时候。尤其是晚上，睡前再来一顿牛奶，吃得过多。营养过剩，也会让免疫系统提早过度发育。小儿进补，老来受苦。给孩子吃辽参、燕窝、花胶、虫草、雪蛤等，孩子的脾胃根本化不开这些天地精华。炸鸡腿、奶油蛋糕、肉……吃多了在体内形成积滞，食积化火，向上熏蒸，导致肺热蕴积、脾胃运化不开肥甘厚腻等，就会滋生痰湿。

二是反复感冒，用药不当。腺样体是个免疫器官，有"外敌"入侵时，就会刺激它增生。从中医角度看，就是风寒、风热和风湿之邪等。孩子反复感冒，不清楚原因，如果寒热虚实乱用药物，寒性药物或抗生素在体内堆积，代谢不出去，久而久之造成腺样体、扁桃体肥大。

3. 调理思路

现在孩子吃得很好，很多都是肥甘厚腻的食物，加之运动量少，消耗不大，导致孩子体内郁热化火，所以肺胃实热是引起扁桃体红肿的主要原因。急性的扁桃体红肿，嗓子痛得咳嗽，一般都属于实证，用清法或者是泄法调理，清胃热，清肺热，清咽止咳。

肥甘厚腻除了指大鱼大肉，也包括做菜时加的各种调料，烹饪时煎炸和过油。

4. 推拿方法

第一步：吮痧。

在扁桃体刚开始肿痛的时候，最快最直接的方法就是吮痧。妈妈用嘴唇在天突、扁桃体外方和天柱这几个位置可以先吮痧。每个位置上吸吮不少于 20 秒，出痧后不需要再次吸吮。扁桃体的炎症集中在咽喉部，吸吮附近的穴位能够迅速把积攒在体内的毒素排出。但要注意的是，妈妈要用淡盐水漱口，做好自我保护。出痧后可用第二步手法，或者直接用第二步手法推拿。

第二步：清肺经 300～500 次，清胃经 300～500 次，按揉总筋 50～100 次，掐少商 20～30 次，下推七节骨 100～300 次，挤捏大椎 10～30 次。

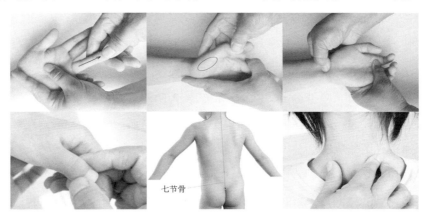

图 3-1-5　扁桃体红肿的咳嗽推拿方法

第三步：捏脊。

（1）先轻抚后背数次。

（2）再捏脊，三捏一提。

次数：孩子年龄加 2。最好每天晨起或者上午捏。

5. 食方

【芦根雪梨水】

原料：鲜芦根 30 克，雪梨 1 个。

做法：加水一同榨汁。

功效：清肺润燥。

注意：如果孩子舌体大，有齿痕，不能多喝。

【丝瓜花蜂蜜汁】

原料：丝瓜花 10 克，蜂蜜适量。

做法：丝瓜花加沸水冲泡，焖 10 分钟，加入蜂蜜。

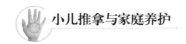

功效：清热解毒，咽痛、鼻窦炎者都可以缓解症状。

6. 家护

饮食清淡，从小就要培养孩子吃清淡的食物，吃食物本来的味道，远离肥甘厚腻。

四、肝火旺、脾气大、有眼屎的咳嗽

1. 表现

孩子咳嗽在后半夜加重，脾气大，爱发火，无故哭闹，早晨起来会有眼屎。孩子鼻子干，爱抠鼻子，咽干，口苦，舌两侧红，并且有一粒粒的密集草莓点。咳嗽时痰不多，但很难咳出，甚至痰中带血。咳嗽时面红耳赤，阵发性加重，两侧胸肋会觉得很疼。

2. 原因

凌晨 1:00 ～ 3:00、3:00 ～ 5:00 是肝经、肺经值令之机，孩子咳嗽在后半夜加重，就是与肝火旺有关系。大多数人只知道肝火旺的人脾气不好，肝火太旺也会引起咳嗽，肝火犯肺，木火刑金。肝属木，肺属金，木生火，肝为心之母，肝火旺了，心火也就旺了，加起来会让肺受到伤害，导致肺热，痰燥。肺的宣发和肃降功能失常，就会加重咳嗽，这时要清肝泻肺，把肝火疏泄下来才行，同时需要化痰止咳。

3. 调理思路

只要肝火清，则肺火自降，疏泄肝火，则肺气速降，咳嗽自愈。清肝火，滋肺阴，止咳，让孩子早睡，夜里休息不好就会消耗阴津和肝血。

4. 推拿方法

第一步：清肝经 300 ～ 500 次，补肾经 100 ～ 300 次，运土入水 100 ～ 300 次，揉小天心 100 ～ 300 次，揉三阴交 20 ～ 50 次，搓摩胁肋（按弦搓摩）2 分钟，揉涌泉 100 ～ 300 次。

第二步：捏脊。

（1）先轻抚后背数次。

（2）再捏脊，三捏一提。

次数：孩子年龄加 2。最好每天晨起或者上午捏。

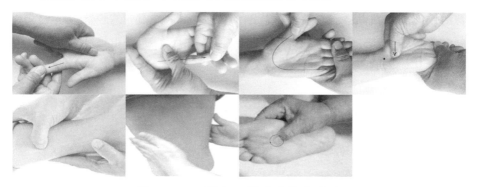

图 3-1-6　肝火旺的咳嗽推拿方法

5. 食方

【雪梨膏】（出自《医学从众录》）

原料：雪梨 20 个，藕 1000 克，白萝卜 1000 克，麦冬 100 克，生地 100 克，白茅根 100 克，蜂蜜 250 克，饴糖 150 克，生姜 50 克。

做法：麦冬、生地、白茅根加入适量水煎至出汁；藕、白萝卜、生姜捣碎取汁；雪梨去皮，捣至泥状，取汁；诸汁混合，煎至浓稠，加入蜂蜜、饴糖，熬成黏稠状，放入瓷器收藏备用。

功效：润燥止咳。雪梨膏适宜干咳、久咳、声音嘶哑、大便秘结、肺热的人饮用。

注意：蜂蜜只能用温水冲，1 岁前的小孩不能吃蜂蜜。也可以换成饴糖，饴糖是健脾胃的。古方中的炼蜜合中药有很多。

【薄荷菊花柴胡饮】

原料：薄荷、菊花、柴胡各 3 克。

做法：柴胡加水煮 10 分钟，然后加入菊花、薄荷。

功效：清热疏肝。

6. 家护

肝火旺的咳嗽不同于外感咳嗽（外来的邪气在体表病得轻浅，这种咳嗽

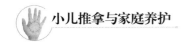

好祛除），肝火旺的咳嗽如果护理方法不对，病程会比外感咳嗽要长很多。所以，千万不要在咳嗽刚好时就给孩子做肥甘厚腻或者油炸的食品补身体。这时候孩子的脾胃还很虚弱，因为肝木横逆克脾土。虚弱的脾胃运化不了太油腻的食物，进补得过于急切，很容易加重虚损，让咳嗽出现反复。可以适量吃一些应季的水果。

五、大便完谷不化、舌头满白苔、脾虚的咳嗽

1. 表现

当你抱着孩子的时候，觉得他肌肉松松软软的，孩子没有劲儿，脸色黄，舌头满是白苔（正常的是舌头前 1/3 部分没有舌苔，只有后 2/3 有舌苔）。孩子爱感冒，生病后恢复慢，咳嗽时间长，咳声无力，并且吃啥拉啥，大便里能看到食材的原形（完谷不化）。食物经过消化吸收后，排出的最好的大便应该是香蕉便，质地细腻成形。如果大便完谷不化，一般都是脾胃虚寒造成的。

2. 原因

脾虚咳嗽是由于脾脏的功能虚弱连累了肺脏，肺只是标，脾才是本。中医认为，脾为肺之母，母病及子，脾虚而肺虚，肺虚宣肃失常而咳。消化功能不好，会生痰，痰液储存在肺部就会引起咳嗽，孩子咳嗽不能只治咳嗽，也不能一味宣肺化痰。

3. 调理思路

脾为肺之母，妈妈身体好，孩子体质才会好，才能长得好。调理思路就是八个字——健脾益肺，培土生金。

4. 推拿方法

第一步：

补脾经 300～500 次，运内八卦 50～100 次，揉掌小横纹 100～300 次，揉中脘 100～300 次，揉足三里 50～100 次。

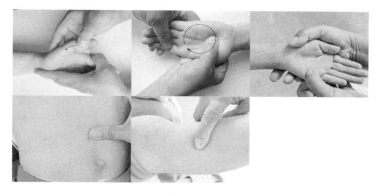

图 3-1-7 脾虚的咳嗽推拿方法

操作：以拇指螺纹面用运法，自乾卦起至兑卦止，周而复始顺时针运，称为顺运内八卦。内八卦是指在手掌面，以掌心至中指根横纹约 2 / 3 处为半径所画的圆（中指根下为离属南，小天心之上为坎属北，大鱼际侧离至坎半圆的中点为震属东，小鱼际侧离至坎半圆的中点为兑属西，西北为乾，东北为艮，东南为巽，西南为坤），内八卦在此圆周上，即乾、坎、艮、震、巽、离、坤、兑。

第二步：捏脊。

（1）先轻抚后背数次。

（2）再捏脊，要三捏一提。

次数：孩子年龄加 2。最好每天晨起或者上午捏。

5. 食方

【茯苓苏子粥】

原料：茯苓 30 克，苏子 9 克，粳米 50 克。

做法：将茯苓和苏子洗净，倒入锅中加水，大火煮沸转小火煮 15 分钟，然后捞出药材放入粳米，煮至软烂即可。

功效：趁热食用，可健脾益气，止咳效果显著。

【山药百合粥】

原料：山药 15 克，百合 12 克，粳米 100 克。

做法：煮粥，连续吃 1 个月。

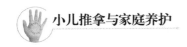

6.家护

最传统的饮食就是最好的饮食。孩子护理好脾胃就等于有了好的身体。孩子脾胃虚弱时，喝粥有助于消化。大米、小米都很好，都有健脾胃、补中气的作用。种植小米非常消耗土壤，因为它会尽全力吸收土壤里面的全部营养。黄色对应的是人体的中央脾土。五色养五脏，脾胃是后天之本，它是后天成长最重要的地基。过去老一辈产后就是喝小米粥、大米粥。刚生完孩子的产妇身体虚弱，身体的气血没有足够的能力去消化高热量的食物。高蛋白、高脂肪的食物在脾胃虚弱时不能被消化吸收，不能被身体利用，就会造成肥胖，中医称为痰湿。或者吃啥拉啥，中医称为完谷不化。

六、痰多、不易咳出的咳嗽

1.表现

痰多，但是不容易咳出来。婴儿不会咳痰排出。

2.原因

咳嗽是人体的自我保护反应，当呼吸道有痰液的时候，咳嗽可以把痰排出去。如果家长听到孩子稍微有点咳嗽，就马上给孩子吃止咳药，咳嗽虽然会暂时止住，但因为止咳药抑制了咳嗽反射，使痰液无法及时排出，堵塞呼吸道很容易导致感染，同时外来的邪气没有被彻底赶出去，而是留在了肺里，治标不治本，过一段时间咳嗽还会再犯。最根本的解决方法是找到孩子咳嗽的病因，有的放矢，不能单纯止咳，要做的是化痰。

3.调理思路

说到化痰，就要先讲讲痰是怎么来的。一方面，大家都知道身体之所以能够正常运转，是靠脾胃受纳运化的水谷精微来供给的。如果孩子脾胃不足，喂养不当很容易造成脾虚，一旦脾胃功能下降，水湿就不能化生津液，水谷就不能化生精微，这些多余的废物自然就酿成了痰浊，储存在肺里。另一方面，肺为娇脏，若稍有不慎出现损伤，必然会影响它正常的宣肃功能，这样一来肺就不能向全身输布津液。这些输送不出去的津液，也会滞在肺里面化成痰，那么多痰堵在气道里，反过来又会加重肺气不宣的情况，气机不畅，咳嗽就产生了。如果正好赶上孩子体内有食积，早就积攒了很多内火，又或者恰巧外感风热、风寒，无疑又加速了津液化痰的过程。明白了这个道理，我们就要同时调理先天的肾、后天的脾。健脾益肺，温肾，化痰，才能止咳。

4. 推拿方法

第一步：补肾经 300～500 次，补脾经 500 次，揉掌小横纹 50～100 次，运内八卦 100 次，按揉天突穴 300 次，按揉膻中 100～300 次，拿肩颈 20～50 次，痰特别多加按揉丰隆穴。

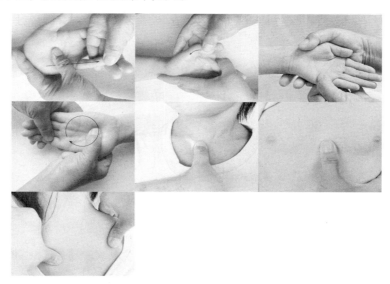

图 3-1-8　痰多不易咳出推拿方法

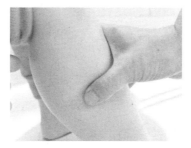

图 3-1-9　痰特别多按揉丰隆穴

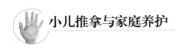

第二步：捏脊。

（1）先轻抚后背数次。

（2）再揉肺腧 50 次。

（3）最后捏脊，要三捏一提。

次数：孩子年龄加 2。最好每天晨起或者上午捏。

5. 食方

痰多的孩子晚饭要少吃，并且吃得素一点，也不要喝夜奶。

【橘皮粥】

原料：鲜橘皮 30 克或陈皮 20 克，粳米 100 克。

做法：将鲜橘皮或者是陈皮用破壁机打成粉末，再将粳米淘洗干净，倒入锅里加凉水煮成粥，最后将橘皮或陈皮粉末撒进去，略煮即可。

功效：趁热食用，健脾化湿，行散肺气。

【苏子粥】

原料：苏子 30 克（捣成泥），陈皮 10 克（切碎），粳米 50 克，红糖适量。

做法：原料加水煮成粥，早晚服用。

功效：咳嗽气喘，痰多，便秘。

6. 家护

如果孩子排不出痰，出现呼噜呼噜的声音，说明痰还是比较多的，在家里可以采用物理手法拍背排痰，从下往上拍，从外往内拍，掌要空，顺应气管的解剖结构，使痰更好地排出去。

七、腿凉脚凉、爱尿床的咳嗽

1. 表现

孩子的脚老是凉的，尿频，每次还尿得不多，平常爱尿床，精神头不足，胆子小，没劲儿，觉多，容易出汗，喜欢安静的活动，对新的环境、新的事物适应能力弱，孩子喜静不喜动，活动玩耍后咳嗽加重。舌头是布袋舌

（舌头像一个布袋，上紧下松），偏软。

2.原因

这类咳嗽的原因都是肾阳虚。孩子属于纯阳之体，体质单纯，很少有这种情况出现。这类孩子的耳朵偏小或偏软或偏薄。或因胎中不足，或因长期反复地生病。中医认为，肺主吸气，肾主纳气，肾阳虚则纳气无力，长期肾阳虚累及肺，引起咳嗽，痰多而清稀，咳嗽还喘，口还会有咸味。

3.调理思路

温阳固本，养肺止咳。

4.推拿方法

第一步：补肾经 300 ～ 500 次，补脾经 100 ～ 200 次，揉二马 300 ～ 500 次，按揉足三里 100 ～ 300 次，拿肩颈 20 ～ 50 次，用排痰法 10 分钟。

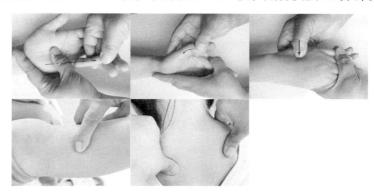

图 3-1-10 肾阳虚的咳嗽推拿手法

排痰法：双手同时操作。分三步走，一竖推二横搓三拍背。一手在胸前一手在后背，先竖推，从天突到剑突，从上至下推摩。再横推，两只手一前一后，从天突到剑突横着往下搓，一直搓到胸骨下端也就是剑突的位置。最后是拍，跟拍嗝其实挺像的，从上往下用空心掌拍。孩子脏腑娇嫩，动作注意要轻。

以上的手法对于痰多或者哮喘的孩子都适用。

第二步：捏脊。

（1）先轻抚后背数次。

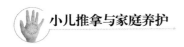

（2）然后横搓命门、肾俞至透热。

（3）最后捏脊，要三捏一提。

次数：孩子年龄加 2。最好每天晨起或者上午捏。

5. 食方

【芡实核桃粥】

原料：芡实 30 克，核桃仁 20 克，红枣 10 个，粳米 50 克。

做法：以上各食材与粳米同煮成粥。

用法：日常服用。

功效：补肾，纳气，定喘。

八、断断续续、绵延不愈的咳嗽

1. 表现

断断续续、绵延不愈的咳嗽，超过 1 个月的咳嗽就属于慢性咳嗽了，过敏性咳嗽、支原体咳嗽、百日咳都属于慢性咳嗽，这些孩子说话声音小，心慌气短，四肢无力，面色苍白，畏寒肢冷，特别是患过敏性咳嗽的孩子，体质弱，刺激性的气味，寒、热空气的交替，季节的变化都会引起或加重咳嗽。

2. 原因

中医认为久病则虚寒，凡是孩子咳嗽断断续续、绵延不愈都属于虚寒证，这是肺有陈寒、肃降不利、肺气上逆所致的咳嗽。

3. 调理思路

补肾益肺，健脾止咳。

4. 推拿方法

第一步：三补两揉一按。补脾经 300～500 次，补肺经 100～300 次，补肾经 100～300 次，揉膻中、揉肺俞各 50～100 次，按揉足三里 50～100 次，捏脊 3 遍，三捏一提 2 遍。

第二步：捏脊，三捏一提。此处捏脊和第一步不冲突。

次数：孩子年龄加 2。最好每天晨起或者上午捏。

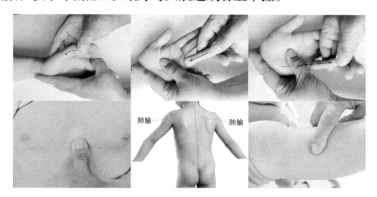

图 3-1-11　虚寒的咳嗽推拿方法

5. 食方

【杏仁猪肺粥】

原料：猪肺 90 克，苦杏仁 10 克，粳米 60 克。

做法：苦杏仁去皮洗净，猪肺洗净切块，焯水漂洗。将粳米、苦杏仁、猪肺放入锅中，加水，文火煮粥。

功效：益肺，镇咳，化痰。

【荠菜煮鸡蛋】

每年阴历三月三是荠菜成熟的时候，这时用全株的荠菜煮鸡蛋，有祛陈寒的作用。

九、一活动就咳嗽，大便稀软，两三天大便一次

1. 表现

孩子一活动就咳嗽，两三天大便一次，便软不干，孩子面黄肌瘦，胆怯神离，小一点的孩子总是要妈妈抱，大一点的孩子容易累，精神头不足，不爱出去玩，咳嗽声低无力，日久不愈，气短，痰多清稀，一动就容易出汗，爱感冒，舌苔薄白，舌体软。

2. 原因

孩子两三天大便一次是便秘，大便却稀软，这是肠道气虚无力推动大便

造成的。这种咳嗽是脾肺气虚咳嗽。气虚、无力推动大便，是脾肺两脏出了问题，中气有损，土不生金，肺气不足导致。所以要补益肺脾，咳嗽才能好，脾土好了肺金就好了。

3. 调理思路

健脾化痰，温阳。

4. 推拿方法

第一步：补脾经 300 ~ 500 次，掐外劳宫 100 ~ 300 次，运内八卦 300 ~ 500 次，揉板门 100 ~ 300 次，掌小横纹 50 ~ 100 次，推三关穴 50 ~ 100 次。

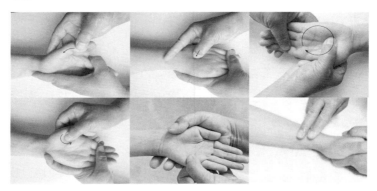

图 3-1-12　脾肺气虚的咳嗽推拿方法

第二步：捏脊。三捏一提。

次数：孩子年龄加 2。最好每天晨起或者上午捏。

5. 食方

【百合大枣粳米粥】

原料：百合 20 克，大枣 10 个，粳米 120 克。

做法：三种食材加水同煮。

用法：吃 2 周。

功效：补气化痰。

【红枣羹】

原料：红枣适量。

做法：整个红枣洗净后上笼屉蒸 40 分钟，拿出后晒凉 40 分钟，如此反复 3 次，红枣就变成黑红色了。

功效：蒸熟的红枣不滞腻，不上火，特别适合人体吸收。红枣三蒸三晒后没有火气，只有温补的作用，是最安全的补益品。

【花生冰糖汤】

原料：生花生 40 粒，冰糖 12 克。

做法：用水泡，去皮，打碎成泥，加冰糖 12 克，水煮为乳糜状，每天吃 1 次。

功效：健脾养胃，润肺化痰。

6. 家护

晒后背，晒督脉。

第二节 发 热

有很多因素会引起发热，比如感冒、幼儿急疹、积食甚至腹泻都会引起发热，孩子长牙也会引起发热。如果孩子发热的时候精神是好的，妈妈就别太着急。发热本身不是病，它是体内正邪双方交战的表现，就看这个时候谁能赢了，所以不要见热即退，而应该分析发热的原因，从根本上解决发热问题。如果一味退热或令疾病绵延不愈甚至加重，或令病邪深藏体内治疗不彻底。如果不清楚发热是什么原因引起的，就不能给孩子最及时最准确的治疗，让孩子饱受检查、输液的痛苦，甚至让孩子越治疗越虚弱，因此家长掌握一些应对孩子发热的方法尤为重要。找出原因，厘清思路，应对孩子常见的发热类型，立竿见影。

一、受寒怕冷、流清涕、舌苔白的高热

1. 表现

孩子发热的时候怕冷，手脚凉，流清鼻涕，苔满白，发热 39 摄氏度，

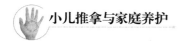
是因为受风寒了，同时还有其他症状，如头疼怕冷、不出汗、鼻痒、打喷嚏、鼻塞声重、肢体酸楚、小便颜色清淡。

2. 原因

冬天受寒着凉比较多发，但是夏天同样存在，夏天室内开空调，空调的寒气同样会导致孩子受到风寒后毛孔闭塞，寒邪不出，邪气在体内与正气相争而发热。不要着急退热，而是要把入侵孩子体内的寒邪赶出去，毛孔打开微微出汗，热就退了。如果处理及时，一般出汗一两次就退热了。如果寒邪继续留在体内，寒邪化热，发热时间就更长了。

3. 调理思路

孩子发热时，胃肠道都是比较弱的，这种情况下用太多药反而是一种负担，而推拿是一种很好的办法，妈妈在家或者去医院就诊的路上都可以给孩子做。让孩子出汗，让寒气散发出来，也就是辛温解表，散寒发汗，退热。

4. 推拿方法

（1）头疼发冷，无汗。重揉太阳 100 次，掐二扇门 300 次，拿风池 10 次，这几个手法发汗止头疼，性温热，行气补气，温阳散寒，发汗解表，适用于一切虚寒病症。再通俗点说，针对受凉后头疼、发冷、无汗，需要将寒邪排出体外，就是要发汗。

（2）当孩子没有发热，只是受凉后流清鼻涕，直接用黄蜂入洞这个手法，鼻涕会很快止住，并且可缓解头疼鼻塞。

图 3-2-1 按照顺序分别是重揉太阳、掐二扇门、拿风池、黄蜂入洞。

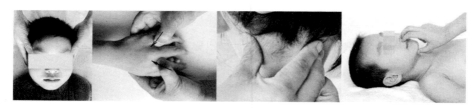

图 3-2-1　受寒着凉推拿方法

退热手法不是一劳永逸的，发热会反复。妈妈需要有耐心和信心。推拿退热的疗效是确切的，但是注意退热的时间。有这样的规律，无论是晚上

7 点开始推拿还是晚上 9 点开始推拿，都是在第二天早上 7 点左右才开始退热。这点要特别引起家长的注意。

　　孩子不舒服的时候给孩子按摩推拿，孩子有的时候会不配合或者哭闹。有一个解决办法是趁他睡觉的时候做。一般风寒发热感冒推拿两三天就会好起来。

5. 食方

清淡饮食，不吃鱼肉，不要喝夜奶。多吃蔬菜，让大便通畅。

【生姜红糖水】

原料：生姜和红糖各适量。

做法：生姜和红糖加水同煮，趁热喝下。如果孩子同时还咳嗽，水里再加 2 ~ 3 瓣大蒜，大火煮开，小火煮 10 分钟，把蒜的辣味煮掉，孩子才愿意喝。

6. 家护

多休息。热退了，炎症从上呼吸道往下呼吸道走，沿着气管黏膜，孩子就咳嗽起来。这时注意别做剧烈运动，不能让冷空气刺激呼吸道。

二、脾气大、舌红少苔、夜里发作的发热

　　我在伊春做小儿推拿巡讲的时候，有位妈妈咨询 4 岁儿子发热的问题，孩子老是夜里突然发热，连续几个晚上。小孩脾气很坏，在幼儿园会"挑衅"小朋友。回家跟妈妈玩的时候，有时候控制不住还会拽妈妈的头发，好像心里有火发不出的感觉。孩子在饮食方面只吃肉，不吃菜，手脚心还老是热的。家长就用各种办法给孩子"去火"，给孩子吃牛黄上清丸、各种水果。妈妈说虽然他们在东北伊春，但是他们有条件冬天也要吃上南方的水果，也要吃上夏天才有的西瓜。可是孩子越养越不好好吃饭，晚上还老发热。这个孩子是阴虚了，阴虚出内热，要想办法给他滋阴而不是去火，这样孩子慢慢脾气就好了，火气就下来了。

1. 表现

这种孩子往往脾气大，晚上睡觉爱盗汗，心烦口干咽燥，手脚心热，小

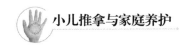

便少，大便干燥，舌头两侧红，舌尖红，舌苔薄，嘴唇鲜红，在饮食方面多半是爱吃肉。

2. 原因

阴虚发热是指由于体内阴津不足，水不治火所致的发热。只要把身体的阴津补足了，阴阳平衡了，热自然就退了。

孩子处于生长期，所谓昼生夜长，绝大多数孩子都会有"阴虚"的现象。

①脾气大和阴虚火旺互为因果。孩子爱发脾气，有的是家长喂养、教养的问题，有的就是孩子的身体失调了。

阴虚火旺就是阴虚的时候，因为津液不足，滋润的力量不够，则显得阳气过盛，此时并不是真的热有多余，而是相对阴少了，阳就显得多余，表现为口干、手脚热等是阴津滋润的力量不够。汽车的发动机不能干烧，必须加润滑油。润滑油少了，发动机干摩擦就会升温起火。而人体的津液不足，身体运转就会生热，这就是虚火。

火有实火和虚火之分，实火就是真正的火，体内有邪气，比如说天气热导致外邪侵入，或者体内有瘀血、痰湿，积滞化热，这类多出来的热就必须清除。虚火就是阴不足，人体的阴阳本来是平衡的，如果阴不足就显得阳多了，就会导致体内火旺了。

②分清什么火该清，什么火不该清。阴虚是不可以去火的。除了在发热阶段用退热手法，平常不要给孩子吃苦寒的清凉降火药，比如牛黄解毒丸。虚火其实体内没有多余的水，这时候只要滋阴，阴阳就平衡了，而不是把阳气清掉，不能一味用苦寒的药来清热，否则阴、阳都虚了。要养阴，把阴津养足了，虚火就降下来了。

这些道理和方法，妈妈自己完全可以学会，因为小孩子变化特别快，有时候孩子多吃点什么东西，马上体质就改变。妈妈要知道问题出在哪儿了，要学会如何判断，否则孩子坏脾气的发展会越来越严重。孩子脾气大，有的时候是教养出问题了，有的时候是身体出问题了。

3.调理思路

滋阴清热退热。

4.推拿方法

清补脾100~300次，揉二马100~300次，取天河水300~500次，揉三阴交100~300次，揉涌泉50~100次，水底捞月100次。

久热不退，加分阴阳；大便稀溏，加揉外劳宫。

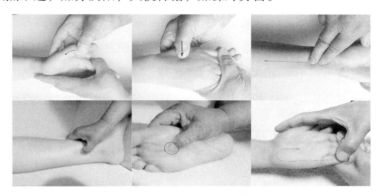

图 3-2-2　阴虚发热推拿方法

水底捞月：位于小指掌面至手掌心处。

操作：操作者持患儿左手四指，掌心向上，右手食、中二指固定其拇指，以右手拇指指端自患儿小指尖，沿小指掌面至指根，经小鱼际至小天心穴（位于手掌根部，大鱼际与小鱼际相接处），后转入内劳宫穴（手心）再一拂而起，如捞月状。或用生水滴入小儿掌心，用拇指蘸水从小指根推起，经掌小横纹穴（在掌面小指根下，尺侧掌纹头）至内劳宫穴（手心），边推边吹凉气。

5.食方

【燕窝粥】

原料：燕窝、粳米各适量。

做法：将粳米洗净放入锅中，加适量清水煮开，将燕窝洗净后放入锅中，慢火熬煮至米粥呈糊状即可。

功效：燕窝具有滋阴润燥、清热解毒的功效，可以调理孩子的阴虚火旺。

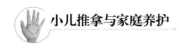

【麦冬百合饮】

原料：麦冬 6 克，百合 20 克。

做法：麦冬、百合泡软，加水适量，隔水炖 40 分钟，汤水和原料同吃。

功效：麦冬养阴生津，百合滋阴安神，二者具有润肺清热、补阴生津之效。

【大米汤、小米汤】

米汤滋润厚肠胃，但不助湿。大米汤滋阴补气，小米汤滋阴补脾。小孩阳常有余，阴常不足，经常给孩子喝不加糖的米汤有益孩子的健康。

原料：大米或小米 30 克，水 1000 毫升。

做法：水开后把米放入锅中，中小火开着盖煮，中间撇一次浮沫，不要搅拌，也尽量不要加水，煮 30 分钟，关火，盖盖焖 15 分钟就可以了。煮完后可以把米油用滤网过滤一下，也可以不过滤。也可以将大米、小米混合煮汤。

6. 家护

晚上要早睡觉，晚睡会耗伤心肝和阴津。

三、积食发热

积食发热重点要化积、排便。便通则热退，如果仅仅退热的话，几个小时后体温还会升上来。

1. 表现

积食的第一个症状是口臭；第二个是大便也臭；第三个是大便的频次、质量发生改变；第四个是舌苔变厚变黄；第五个是嘴唇突然变得很红；第六个是脸容易红，尤其是右侧有时会出现一团红；第七个是食欲紊乱，有的孩子不想吃饭，有的孩子想吃饭，但吃完又难受；第八个是晚上睡觉不踏实；第九个是感冒后容易咽喉肿痛；第十个是饭后腹胀痛、腹泻。

2. 原因

积食发热会上吐下泻，身体自行将积食清理出来。止吐止泻后，如果还继续给孩子吃过多的食物，食物在肠道里继续发酵产热，起热就是 39 摄氏度，这是积食没有清理干净，持续高热。大便酸臭，口腔异味，强行退热后转为疳积。疳积就是特别能吃，一会儿就饿，吃得多还面黄肌瘦，不发育。

生日后的发热

生日后出现发热很常见，这和吃了太多奶油蛋糕、炸鸡，喝了太多饮料有关系。

奶油蛋糕

大多数商家制作奶油蛋糕用的是人造奶油。因为人造奶油既便宜又好吃，还有诱人的香气。人造奶油包含反式脂肪酸。很多零食都添加反式脂肪酸，标签还会变换其名称，如氢化油、植脂末（奶精）、代可可脂、人造黄油、精炼植物油等。只要看到配料表有这些，就说明食物中含有反式脂肪酸。反式脂肪酸是一类对人体健康非常不利的不饱和脂肪酸，一般不会被人体消化、吸收。如果长期吃含有反式脂肪酸比较多的食物，会导致身体过度肥胖。

奶油蛋糕中还会添加乳化剂、香料、防腐剂、膨松剂等。妈妈们要让孩子习惯吃天然的东西，如果孩子总想吃香甜的食物，吃一次也许就会发热，多吃几次就能把孩子的脾胃吃垮。再讲一个题外话，我在自家小院发现了好多蚂蚁，便买了拜尔牌驱蚁剂，打开后闻到一股很香甜的奶油蛋糕店的味道，瞬间我就明白了，这里面添加了引诱蚂蚁的诱食剂。

炸鸡

鸡肉本身是热性的，再用氢化油一炸，火上浇油的东西孩子吃多了，会使中焦脾胃运化不开，气机上下不通。另外，目前鸡的养殖方式非常糟糕。养殖的过程中，会添加各种药物。

饮料

市面上售卖的各种眼花缭乱的饮料口感虽好，但大多数含有较高的糖分。

情不自禁的爱

爸爸妈妈都是疼爱孩子的，愿意把世界上最美好的东西奉献给孩子。美好的东西最直接的体现就是好吃的，你一定见过这样的场景，在家庭聚会的饭桌上，在朋友宴请的饭桌上，菜上来的时候，年轻的爸妈赶紧把好吃的盛出来一些给孩子放到他的小碗里。孩子脾胃天生比较弱，家长又掌握不好节律和尺度，一不小心就会给孩子吃多了，经常吃多了就会给孩子吃伤了，造成积食。

长身体需要补。好多家长都这么认为，孩子正在长身体或者天生体虚，得多吃点儿好的、营养丰富的食物，比如大鸡腿、山珍海味，这样才能补充身体需要的营养。但孩子多吃这些东西往往会吃出问题，肥甘厚腻将脾胃堵了，脾胃不吸收营养物质。

得病后需要补。当孩子生病初愈、刚有食欲的时候，家长太心疼孩子了，觉得一定要给孩子补补身体，赶紧给孩子吃有营养、高蛋白的食物。殊不知这时孩子的脾胃还是虚弱的，一下又被堵住，反而弄巧成拙。

明代儿科名医万全在《万氏家藏长育婴秘诀·鞠养以慎其疾》里说："小儿无知，见物即爱，岂能节之，节之者，父母也。父母不知，纵其所欲，如肥腻粑饼，瓜果生冷之类，无不与之，任其无度，以至生疾。虽曰爱之，其实害之。"因此每一个爱孩子的家长，一定要选择对孩子最恰当的表达爱的方式，而不是给予越多就越有利于孩子。

3. 推拿思路

思路就是消食、降浊、退热。

拉干净吐干净就好了。若不及时清理肠道，有废物的壅滞，阻止肺气下行，会导致惊厥。还可以配合开塞露通便，这种情况叫釜底抽薪，医院遇到孩子实热一般都会灌肠，家里不能灌肠可以用开塞露，只要一排便，热就退了。

4. 推拿方法

第一步：顺运八卦300～500次，推六腑100～300次，清胃经100～300次，清大肠100～300次，下推七节骨100～200次。

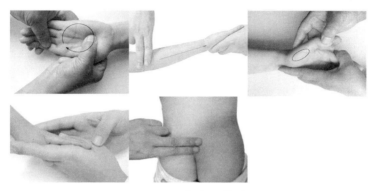

图 3-2-3 阴虚发热推拿方法

第二步：热退后捏脊。第一步手法以清为主，热退后一定要扶正，也就是增强身体的免疫力。发热时用了推六腑的手法，这时候也是需要通过捏脊扶正气的。

5. 食方

在不用推拿按摩的前提下，建议断晚饭7天，热敷肚子7天，给肠道放个假。发热时用白萝卜、陈皮煮水喝，或者喝果蔬饮。积食一化就退热，然后拉出大便就好了。

尽量给孩子吃无公害的肉类食品，烹饪时尽量清炖不要红焖，因为红焖会添加过多的佐料。

【消食饮】

原料：山楂12克，神曲6克，法半夏、茯苓各9克，陈皮、连翘、莱菔子各3克。

做法：把药材淘洗后放在煎药锅中，加水浸没药材即可，用水浸泡30分钟，大火煮，煮开后转小火煮20～30分钟。

用法：1天3次，每次饭后30分钟喝。

功效：健脾消食。

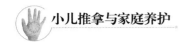

保和丸是元代名医朱丹溪的方子，记载于《丹溪心法》，原文说："保和丸治一切食积。"后世医家经常用它解决孩子和老人由积食引发的一系列问题，这个方子还被收录在中医院校的《中医儿科学》《方剂学》教材中。

小常识：如果是以肉食为主的积食，用山楂化积；如果是以面食为主的积食，用莱菔子化积；如果积食时间比较久，用神曲化积，同时加鸡内金，可以很好地消除陈腐的积食。

消积食的汤水和山楂不能常用，如果孩子积食，给他喝2天消积食的汤水，化掉积食就不要喝了，千万不要让孩子的脾胃知道，有一种外来的东西能够代替它工作。如果天天给孩子喝，他的脾胃功能可能缺乏主动性，反而不努力工作了。所以积食一消马上就停，接着用玉米、地瓜、小米粥、大米粥、燕麦、糙米等健康的食物来调理即可。

四、肝气郁结发热

我在小儿推拿西安站巡讲的时候遇到过这样一对祖孙。小男孩是姥姥带大的，特别依赖姥姥，姥姥也特别溺爱外孙。姥姥把孩子带到3岁，准备回老家了，临走的时候孩子突然发热了，姥姥不得已只好留下来照顾孩子。还有一次孩子的舅舅住院，需要姥姥时常去照顾舅舅，可是在这需要人手的时候，小男孩又发热了，姥姥不得已留下来带孩子去医院看病，检查完也没什么事。每每姥姥要做自己的事，孩子就"病"给她看。直到孩子4岁姥姥也没能回去。这就是肝气郁结发热。

1. 表现

腹胀，脾气大，舌两侧红，舌尖红，头两侧热。

2. 原因

现在的小孩大多是独生子女，家长难免会纵容娇惯孩子，久而久之当孩子的一些要求在家里或学校得不到满足时，就会产生情绪失调的问题。孩子情绪失调就会引起气血运行的失常，导致身体机能失常。

肝气郁结引起的发热，可归于心因性疾病就是情志不畅引起的，如果带孩子到医院做检查，所有指标一切正常，大夫没法解释也无法用药。过度思虑、伤耗阴津会引发阴虚发热；惊吓伤肾，导致肾虚封闭症状，虚火外浮发热；大怒、生气、肝郁、气滞，引发过热；过度悲伤，导致肺气虚弱发热；气机上逆阳伏于表而发热。总之，孩子喜怒哀乐的情志都会引起发热，气郁发热是常见的，小儿肝气郁结发热大多是家庭过度关注造成的。

3. 调理思路

疏肝理气，退热。

4. 推拿方法

清天河水 100 ~ 300 次，搓摩胁肋 1 ~ 2 分钟。按太冲、行间 20 ~ 50 次，顺揉中脘 50 ~ 100 次。

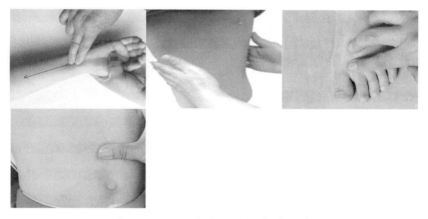

图 3-2-4　肝气郁结发热推拿方法

5. 食方

【陈皮萝卜汤】

原料：陈皮 12 克，萝卜半个。

做法：原料加水，煮 30 分钟。

用法：喝水吃萝卜

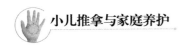

五、胃肠炎引起的发热

1. 表现

大便频繁，每日 3 ~ 5 次甚至多次，呈黄绿色，带黏液或者呈蛋花状，气味酸臭。有的孩子恶心呕吐，伴有腹痛、发热、全身酸痛等症状。孩子还有口臭、口渴、欲饮、心烦、胃口差、精神萎靡、尿短赤少、舌苔黄腻等症状。

2. 原因

孩子长期食用肥甘厚腻，或者饮食不节，以致脾胃运化失常，正气不足，脾胃虚弱，不能正常运化机体所需要的水谷精微，吃进去的食物堆积在腹部，引起发热、呕吐、腹泻等，是肠胃湿热的表现。

肥甘厚腻好理解，这里解释一下饮食不节。家长认为好消化的奶、酸奶、水果都要减量。牛奶是白色的，五行上对应金，是偏寒凉的。牛不是一直产奶的，而是生完小牛后有初乳、过度乳和成熟乳。为了让牛一直产奶，就要人为干预。水果是湿寒的，也特别甜，别天天吃。给孩子吃最普通的饭菜，大米饭、杂粮、红薯、应季的蔬菜水果就好，最安心。

3. 调理思路

清热利湿。

4. 推拿方法

推六腑 300 ~ 500 次，清胃经 100 ~ 300 次，清大、小肠经 100 ~ 300 次，清补脾 300 次，摩腹 5 ~ 10 分钟，分推腹阴阳 200 ~ 300 次。

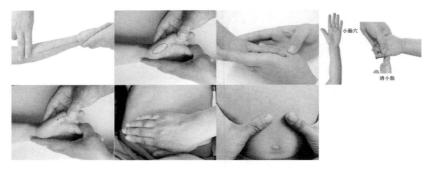

图 3-2-5　肠胃湿热推拿方法

5.食方

孩子恢复需要 2~3 天，在此期间不要喝奶，以白粥、小米粥为主食，待安稳后慢慢恢复正常饮食，不能进补过早。

【茯苓薏米水】

原料：茯苓 12 克，薏米 12 克。

做法：食材加水煮 30 分钟。

用法：每天喝 2 次，喝 3 天。

功效：祛湿健脾。

六、小儿生长性发热

小儿生长性发热，老百姓称为烧长，6 个月后出牙发热，学走路时发热，幼儿急疹发热、水痘发热……3 岁前发热很频繁。一般 3 岁前可以完全建立好自己的免疫系统，但是现在有的孩子 7 岁了都没有建立好免疫系统，囟门过早闭合，脑容量无法增加。

1.表现

中医把这种现象叫变蒸发热，变蒸发热一般是低热，发热时没有感冒等其他症状，耳朵凉，屁股凉，一般孩子都是晚上烧早上退。

2.原因

这种变蒸发热的过程就像生豆芽，将一把豆子放在水里，天天用凉水浸泡，它永远也长不成豆芽，想要它发芽就要有合适的温度，温度合适后它才开始生长。变蒸发热一般周期是 32 天一小烧，64 天一大烧。32 天后，你突然发现孩子的裤子短了；64 天后，突然觉得孩子长大了。变蒸发热实际上属于阴虚发热的一种，是孩子生长快、阴津缺乏导致的，需要补水增液。

3.调理思路

滋阴清热。

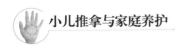

4. 推拿方法

补肾经 300～500 次，水底捞月 50～100 次，按血海 50～100 次，揉三阴交 20～50 次，揉涌泉 20～50 次。

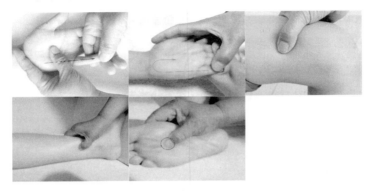

图 3-2-6　小儿生长性发热推拿方法

5. 食方

【沙参山药水】

原料：沙参 9 克，山药 6 克。

做法：原料加水，煮 30 分钟。

用法：每天喝 2 次，连续喝半个月。

【大米汤】

原料：粳米适量。

做法：粳米加水煮，取汤。

功效：滋阴补液。

大米汤是给肠胃负担最小的食物，它比小米汤更容易消化、更滋阴，对虚弱的身体是最好的。

七、手足口病引起的发热

我在河南南阳一家妇幼保健院做小儿推拿巡讲，中午吃饭时间，保健院的一名儿科医生带着 5 岁的孩子来了，孩子当时高热 39 摄氏度，已经是发热第二天，小男孩黑黑瘦瘦的，嘴里出了疹子，疼，说话都哭咧咧的。很好判断这就是手足口病。碰到这种情况，要先泻火通便，然后根据情况再进行对策。我跟孩子妈妈说："我教你两个手法，很简单，现在就做，清大肠，推六腑，回去孩子排便了，热退了，你再来找我增加手法。"晚上妈妈带着孩子来了，果然是排便了，热退了。她感叹推拿太神奇了。

1. 表现

手足口病一般在六七月比较高发，如果孩子有这两个表现，家长要警惕。第一个表现是发热，体温都在 38 摄氏度以上，1~2 天恢复正常，同时伴有头痛、咳嗽、流涕等症状。第二个表现是皮疹，发热一两天后，口腔黏膜、唇内或咽颊部出现散在的疱疹，疱疹破溃后，会出现溃疡，口腔溃疡一两天后，孩子的手心、足心、臀部会出现斑疹、疱疹样的皮疹，脚心最多，不痛不痒。大多数手足口病患儿症状都比较轻，大便秘结或不畅，舌红苔黄，并且可以自愈。

若孩子出现持续高热，体温大于 39 摄氏度，退热效果差，精神萎靡、头痛、呕吐，呼吸变快，四肢末梢发凉等就提示病情严重，要及时就医。

2. 原因

西医认为手足口病是病毒引起的。中医对治疗手足口病的方法没有专门的记载，根据其症状，认为其类似于中医的温病、湿热、时疫等，是实证、热证。

3. 调理思路

疏风清热，清心泻火。

4. 推拿方法

第一步：清心经 100~300 次，清肝经 100~300 次，清肺经 100~300 次，清小肠 100~300 次，掐揉小天心 50~100 次，清天河水 300~500 次，推六腑 300~500 次，按揉合谷 1~2 分钟。

这套手法可清热解毒，凉血透疹。当孩子体温下降后，推六腑的手法可以逐步撤去，清天河水的次数也可以逐步减少，其他手法坚持做。

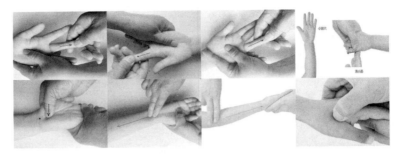

图 3-2-7　手足口病引起的发热推拿方法

第二步：在发病期间，伴随咳嗽，有痰，舌苔白厚，需要加上健脾化痰、宣肺止咳的手法，按揉天突、膻中穴各 50～100 次，按揉掌小横纹 100～300 次，运内八卦 100～300 次，掐四缝 10～20 次。

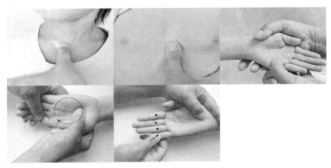

图 3-2-8　手足口病发病期推拿方法

用了退热推拿手法也不一定能彻底退热，有时发热会反复，尤其是由病毒感染引起的发热往往温度高，而且会反复 3～5 天。邪气由盛转衰有一个过程，正气由弱变强也需要积累能量，所以这个反复的过程也是免疫系统被建立和完善的必经之路。在实际操作过程中，妈妈发现一遍按摩做下来，孩子的温度没有半点变化，就会开始怀疑自己，甚至开始自责，认为自己没有学到位，或者干脆认为推拿无效。其实不是孩子每次发热都能立即退热，有时需要时间，妈妈需要有更多的信心和耐心。

第三步：热退了，皮疹缩小了。这个时候一定要配合捏脊。可以用推六腑手法，后期一定要做到"扶正"。

捏脊要三捏一提。后背是身体的全息图，直接三捏一提，穴位都能被刺激到，不会对孩子有害。

5. 食方

【茵陈藿香连翘饮】

原料：茵陈 5 克，藿香 5 克，连翘 5 克，薄荷 5 克，甘草 3 克。

做法：开水冲泡 15 分钟，温饮。

功效：清热化湿解毒，适合手足口病初期。

【乌梅白糖汤】

原料：乌梅 10 克，白糖 10 克。

做法：原料加水，煮 40 分钟。

用法：每天喝 2 次，连续喝 5 天。

功效：清热，解毒，开胃。

【漱口水】

原料：黄芩 10 克，黄连 10 克，黄柏 10 克，五倍子 10 克，薄荷 15 克，淡竹叶 10 克。

做法：原料加水，煮 15 分钟。

用法：漱口，每日 3 次。

功效：清热，解毒。

八、退热药效果不好的高热

1. 表现

孩子高热，服用退热药后不出汗，退热效果不好，或者吃药两三个小时后温度又升高了。这是因为吃药只是采取了短暂的抑制方法，并没有找到发热的根本原因。

2. 原因

孩子发热后不要急于退热，因为发热是一种症状，也是一个信号，表示身体出问题了，必须找到生病的根源，才能有效治疗，发热是身体的自我保护机制之一。对于绝大多数没有高热惊厥病史的孩子，发热本身并不可怕，更重

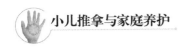

要的是观察孩子的情绪以及有无大便。没有大便则要引起家长注意。

3. 推拿思路

降浊通便特别重要，很多孩子排便了热就退了，可以根据症状（四肢冰凉的发热、手脚滚烫的发热）降温。

对于手脚冰凉的孩子，一定要让四肢温暖起来，让经脉疏通。身上发热，手脚发凉，这是一种假冷真热的现象，多见于3岁以下的婴幼儿，主要是因为孩子四肢的血量少于内脏，由于四肢供血不足，因而较成年人更容易发凉。热上升速度很快容易引起惊厥，这是由于全身的气机不通，尤其拥堵在腹部也就是中焦不通造成的，热不能通达四肢，所以下前臂是凉的。膝关节以下是冰凉的。调理思路：让中焦运行通畅，也就是腹部运行通畅了，这个地方像一个阀门，把阀门打开，气血畅通，会通过肘关节、膝关节到达四肢末端，手脚就会热。

4. 推拿方法

第一步：摩腹。摩腹就是给中焦导入气。气为血之帅，血为气之母，通过中焦的运行使中气足，气血突破膝关节、肘关节的阻碍，手足会变热，体温下降。

第二步：在上肢内侧和下肢后侧（上肢的位置相当于取天河水的位置，下肢的位置是腿的腘窝面），由肘膝向四肢末端顺推，各推拿300次，左、右手脚都要推拿，引中气外达，有利于中土的健运，退热也很快。

手脚滚烫的孩子可以用以下两种方法进行推拿。

（1）蘸水捏脊

蘸水捏脊是最有效的一种退热手法，捏脊具有双向调节的作用，既能驱寒，又能清热凉血。蘸水捏脊20~30遍，后背的水会随着发热蒸发，后背的水干了，就继续蘸水捏脊。捏脊最后一遍时，不等孩子后背的水蒸发，妈妈要用嘴从下往上吹，直吹到大椎穴，把水汽吹散吹干，这个手法也称脊背吹水，退热效果非常好。

孩子之前若没有尝试过捏脊，蘸水捏脊时可能会哭，会不配合。这个时候妈妈还是要坚持，孩子哭也会出汗，15分钟后，就会明显地退热。

（2）打马过天河

清天河水和打马过天河都是退热的手法。但打马过天河这个手法更凉一些，尤其适用于发热时手脚滚烫的孩子。

天河水就像人体的清凉之泉，用食指和中指两个手指，由腕到肘直推300~500次，称为清天河水。

打马过天河的方向和位置与清天河水一致，操作手法是用食指和中指两指蘸水，然后从腕到肘在皮肤上敲打，声音就像小马过河时马蹄拍打水面发出的响声。有一个技巧就是一边敲打一边朝同一个方向吹气，因为蘸了清水，所以有清凉的感觉，可以迅速带走体内的高温。打马过天河比清天河水更凉，适用于39摄氏度以上的实热证。

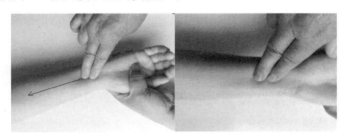

图3-2-9 退热药效果不好的高热推拿方法

5. 食方

【果蔬饮】

原料：各种新鲜水果。

做法：加水用搅拌机打碎，不用煮开。

用法：大量喝，喝到拉肚子为止。

6. 家护

（1）孩子发热时，体内损失大量阴津，需要补液保持阴阳平衡。可以喝白开水、米汤补充液体，只给身体帮助，不增加肠胃负担。

（2）孩子不想吃的话不强迫，及时补充水分很重要，保证1小时两三次小便和大便通畅，每天要排大便，保持汗腺通畅。

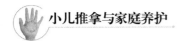

（3）手脚凉的话可以搓热，喝点白糖水，预防水分消耗太多出现惊厥。

（4）不要捂孩子，发热时捂汗是雪上加霜，室温20摄氏度时孩子穿单衣裤，散热。还可以用温水擦拭全身，水的温度为32～34摄氏度比较适宜，每次擦拭时间不超过10分钟。擦拭重点在皮肤褶皱部位，颈部、腋窝、肘部、腹股沟。

（5）让孩子充分休息，不干扰。孩子睡觉时是身体停止一切消耗能量的活动，专心在修复。只要孩子精神状态好，可以睡醒了再去就医。

九、疱疹性咽峡炎引起的发热

1. 表现

疱疹性咽峡炎的疹子仅仅出现在口腔内。咽部疱疹，周围红晕，甚则破溃，糜烂，可伴有发热、牙龈红肿、流涎、哭闹拒饮食，这个疾病有传染性。

2. 原因

疱疹性咽峡炎是由病毒感染引起的咽颊部炎症，中医认为本病是由于热毒郁肺熏蒸咽喉而引起的，所以用清热解毒消肿利咽的方法效果就很好。

3. 推拿思路

清热除烦，解毒消肿。

4. 推拿方法

补肾经300～500次，清天河水300次，揉小天心100～300次，揉总筋100～300次，清板门(来回推)100～300次，清大肠100～300次，揉二马300次。

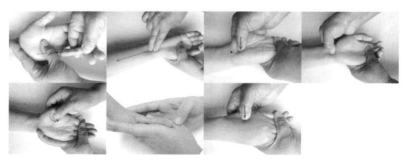

图 3-2-10　疱疹性咽峡炎发热推拿方法

5. 食方

饮食清淡，温度适宜。食物无论是过热还是过冷，都容易刺激口腔破溃部位，从而引起疼痛。不要吃煎炸食品，多吃好消化的，还有青菜、应季的水果。不吃海鲜，不吃刺激性食物。

【蒲公英绿豆薏米粥】

原料：蒲公英 10 克，绿豆 30 克，薏米 30 克，冰糖适量。

做法：蒲公英加水，煎煮 20 分钟，去渣取汁，药汁加入绿豆、薏米煮粥，加入冰糖，调味温服。

十、高热引起的惊厥

高热惊厥属于中医的急惊风范畴。中医认为小儿高热惊厥是感染外邪、热极生风所致。中医治疗小儿高热惊厥采用急则治标、缓则治本的原则。在惊厥发作时予以针刺人中、十宣等穴位尽快控制抽搐发作，再对症处理。高热是婴幼儿时期引起惊厥最常见的原因，多发生在 6 个月 ~ 3 岁。但惊厥往往在突然高热 39 ~ 40 摄氏度时出现。

观察孩子，四肢凉的发热是危险信号。一般小儿惊厥前，体温会骤然上升，躯干、头面烫，但是四肢凉，四肢越凉，温度上升越快，这时候让四肢热起来是减少惊厥的好方法。持续高热，四肢凉，精神不好，就要及时就医。在就医的过程中，如果发生抽搐，可自行通过推拿手法缓解。

1. 推拿思路

发作期：定惊止痉，开窍，醒神。

2. 推拿方法

掐人中，掐老龙，拨极泉。苏醒后清肝经 500 次，清心经 300 次。

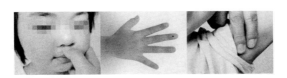

图 3-2-11　高热惊厥推拿方法

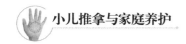

老龙穴位于中指指甲根 0.1 寸处，拨极泉位于腋窝顶点，肱动脉搏动处。人中位于鼻唇沟的中点，是一个重要的急救穴位。有高热惊厥史的孩子很容易会再次发热惊厥。

3. 家护

紧急处理方法：把孩子平放在床上，头偏向一侧，防止口腔分泌物或呕吐物流入气管引起窒息。为孩子解松衣领、裤带，以免影响呼吸。不要将孩子紧抱在怀中，也不要摇晃呼唤孩子，保持安静，禁止一切不必要的刺激。在肩颈部垫小毛巾或小枕头，稍微抬高肩颈部，使头轻微后仰，可以防止舌根后倒，以通畅气道，去除口、鼻、咽部的分泌物或痰液。

十一、幼儿急疹引起的高热

1. 表现

孩子连续高热 3～4 天，情绪、精神状态都还不错，常出现在 6 个月～1 岁。

2. 原因

不以体温来判断病情的严重，主要观察孩子的情绪和进食量。小孩发热主要分为两种：病理性发热和生理性发热。有的孩子发热伴随咳嗽、呕吐，精神差，胃口差，需要控制治疗；有的孩子虽然体温很高，但是精神饱满不伴随其他症状，这就是生理性发热。最具有代表的是幼儿急疹引起的发热，多见于 6 个月～1 岁的小儿，大多数起病急，突然高热 39 摄氏度以上，但精神状态很好，高烧持续 3～5 天，热退疹出。也就是在开始退热后出现皮疹，经过 1～2 天完全退热，皮疹完全消退，疹退后不留痕迹。幼儿急疹在出皮疹前诊断困难，易误诊为上呼吸道感染或消化不良，这种发热是自愈性的，是在重建自身的免疫系统。

3. 推拿思路

清热，透疹，退热。

4. 推拿方法

清肺经 300～500 次，清心经 300～500 次，清肝经 300～500 次，水底捞月 20～50 次，捣小天心 20～50 次。

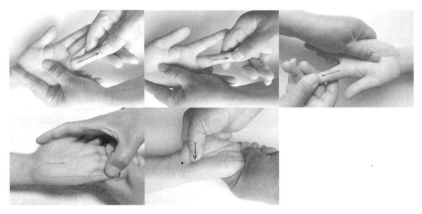

图 3-2-12　幼儿急疹引起的高热推拿方法

5. 食方

【香菜根水】

原料：香菜根 250 克。

做法：香菜根放入锅中煮水。

用法：每天喝 2～3 次，每次 100～200 毫升，连续喝 3 天。

同时也可用香菜搓澡，有助于退热。香菜 1 千克洗净，直接擦身体，哪儿热搓哪儿，透疹退热效果好。

第三节　便　秘

排便与饮食同等重要，观察成年人是否身体健康，就是看他是否吃得好、拉得好、睡得好，孩子同样如此。观察孩子的大便、保持其大便通畅是家长一项重要的功课。

现在便秘的孩子越来越多，而且便秘的情况各不相同。我去做小儿推拿巡讲时便秘的咨询量特别大，比如孩子吃得很好，但是几天都不排便；

有的时候孩子有大便，却不愿意排便，因为排便的过程太痛苦了，大便又黑又硬，孩子还会出现肛裂；孩子顽固性便秘，中药吃了好多，还是便秘，大便堵在肛门口，出不来；孩子的大便一点也不干，但就是几天才拉一次等。

我总结了一下，便秘大致有以下几种情况。大便形状不一样，有稀软的便秘，有拉"羊屎蛋"的便秘；小肚子胀，拍起来的声音不一样，有的是啪啪的声音，有的是怦怦的声音；孩子精神头不一样，有打蔫的，有精神头十足的；舌象不一样，有的是红的、有劲的、鼓胀的舌头，有的是白的、软的、水淋淋的舌头。

为什么现在孩子便秘的情况多？我总结有以下几点原因：一是缺少阳光的照射；二是运动少；三是吃得又多又杂，并且食物的添加剂太多了，这些东西脾胃运化不了，脾胃的功能就会弱化，弱化了就排便不畅；四是抗生素的使用使肠道菌群紊乱。

常见的一些治疗便秘的手法有：清大肠，推六腑，下推七节骨，这些手法对于偶发的便秘效果比较好。便秘与肺、肝、脾、肾、心皆有关，不只是大肠的问题。中医认为便秘大致可以分为实秘和虚秘。实秘又分为热秘、气滞秘、冷秘。虚秘又分为气虚秘、血虚秘、阴虚秘。

当我们明白便秘的辨证分型，就可以针对不同的情况有不同的推拿思路了。

一、手脚心热、睡觉出汗、脾气大、大便干结的便秘

1. 表现

大便干结、舌红少苔。孩子的脾气大，手脚心发热，夜里睡觉折腾，出汗多，皮肤粗糙，头发干枯以致眼干、鼻干、口干，阴虚表现为阴津不足，身体呈缺水状态。这是阴虚便秘。

2. 原因

喂养不当，体内阴津消耗过多；夜里睡眠不好，会伤阴，伤肝血，加之

出汗，水就更少了。阴虚便秘就像无水行舟，当河道干枯缺水，船也无法行走，需要滋阴增液，注水行舟。

家长说给孩子吃了酸奶、乳果糖、益生菌、水果，给他喝了很多水，还是不顶用。这是因为孩子吃了这些东西以后，没有能力转化为阴津。只有阴津的濡养才能增加肠道肠液，大便才能通畅。若脾功能弱，吸收能力差，脾不能生津，吃进去的吸收不了，不能转化为阴津，因此大便不通畅。所以必须强健脾胃。

3. 调理思路

不单要使用滋阴的手法，还要加上健脾的手法，才能源源不断地生津。健脾滋阴，生津通便。

4. 推拿方法

补脾经 100～300 次，揉板门 50～100 次，补肾经 300～500 次，揉二马 100～300 次，按揉血海 20～50 次，按揉三阴交 20～50 次，揉足三里 20～50 次。

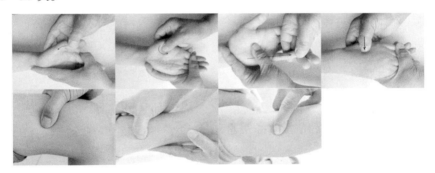

图 3-3-1 阴虚便秘推拿方法

辅助排便推拿手法（下推七节骨）：小儿取仰卧位，推拿人员立其右侧，先以中指揉肚脐约 3 分钟，然后顺时针与逆时针交替摩腹各 3～5 分钟。小儿取俯卧位，推拿人员中指勾揉龟尾，手掌分别于第四腰椎至尾骨尖（七节骨）行揉、振、推、叩、擦等手法，以局部潮热为度。当孩子排便困难时，就用这个手法，非常见效。

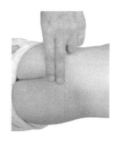

图 3-3-2　下推七节骨

功效：实证方向向下，治疗小儿腹痛、便秘；虚证方向向上，治疗小儿泄泻。

5. 食方

调整孩子的饮食结构，减少高热量食物的摄入量。孩子平时喜欢吃的零食多以油炸、高糖、高盐、辛辣为特点，而这些饮食也是产热的因素，属热性，孩子吃多了会伤阴。

饮食宜清淡、易消化，既能减少体内热量的聚集，还能减轻脾胃负担。想改善体质就必须保证饮食清淡，多吃银耳、百合、莲子等，也可以吃些健脾的食物，比如山药、小米、薏米等，增强脾胃功能。每天还要少量、多次地喝些水，以促进体内热量的代谢，改善阴虚症状。孩子为阴虚体质，一部分脾阴不足是从父母那儿遗传的阴虚体质造成的。

【沙参柏子仁杏仁粥】

原料：沙参 12 克，柏子仁 6 克，麦冬 6 克，杏仁 6 克，粳米 100 克。

做法：以上原料加适量水煮粥。

用法：连续吃 7 天。

【米油奶】

原料：大米或者小米，奶粉。

做法：用大米或者小米加水熬出米油，取汤水冲奶粉。

功效：针对小月龄便秘、脾胃不好、不增重的宝宝。孩子脾胃不好，不增重。

奶粉、米粉属于烘干食物，婴儿肠道没有消化酶，津液也不足。奶粉加米油的作用就是保护孩子的肠道，增加津液。米油不要太厚腻，否则容易大便干燥变成羊屎蛋便。

二、肚子怦怦响、肚子胀、爱生气的便秘

1. 表现

大便干燥，伴腹胀，几天拉一次，肚子像小气球，拍一拍怦怦作响，孩子很少放屁，爱生气，睡觉时满床滚，磨牙，这属于功能性便秘。

2. 原因

孩子腹胀的原因有很多，其中以气滞腹胀最常见。孩子肚脐周围出现腹胀，长期腹胀、气滞会引起肠道运行受阻，排便次数减少，2～3天甚至更长时间排便一次，大便是干硬的。生气引起气滞，气滞引起便秘。无论是哪种原因，健脾后都会改善。

3. 调理思路

疏肝养肝，健脾通便。

4. 推拿方法

清肺平肝300～500次，补脾经300～500次，顺运内八卦20～50次，搓摩胁肋10～30次，按揉天枢20～50次，按揉血海50～100次，按揉三阴交50～100次，揉足三里50～100次。

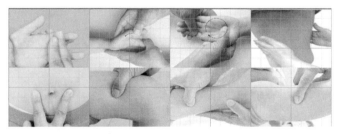

图3-3-3　气滞便秘推拿方法

辅助排便手法：同样可以使用揉脐及擦七节骨法。

5. 食方

【小儿放屁汤】

原料：陈皮12克，玫瑰花5克，白萝卜半个。

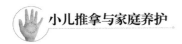

做法：原料加水，煮 30 分钟。

用法：每天喝 3 次，连续喝 1 周。

三、吃啥都香，胃口好的便秘

我在安阳巡讲的时候，一位妈妈带来一个 5 岁的小女孩，看着很健康，也很结实，活泼可爱，小脸红扑扑的。妈妈说孩子什么都好，吃饭、上幼儿园、自理能力很强，但就是不愿意排便，每次上厕所好痛苦，孩子因为便秘都肛裂了，所以孩子会刻意躲避排便。

1. 表现

孩子胃口特别好，吃饭也不挑食，吃嘛嘛香，喜冷饮，容易牙疼，手心干热，小便黄少，腹胀腹痛，大便干硬。

2. 原因

老是饿、总想吃是胃火大，胃肠蠕动快，胃火亢盛，下行至大、小肠，灼伤肠道阴津，肠道处于干燥状态，大便就会干硬，多次的干硬排便，造成肛裂。

3. 调理思路

清胃泻火，降浊通便。

4. 推拿方法

推六腑 300 ~ 500 次，清胃经 100 ~ 300 次，清大肠 100 ~ 300 次，掐揉内庭 100 次，推下七节骨 300 ~ 500 次。

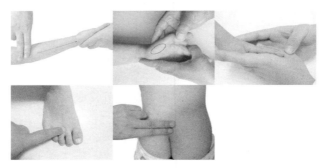

图 3-3-4 胃火大的便秘推拿方法

5. 食方

吃了过多高蛋白、高脂肪的食物，导致孩子脾胃负担过重，时间长了造成消化不良，形成积食，大量没有消化完的食物堆积在肠道内，产生大量的热量，耗伤孩子的津液。

《黄帝内经·素问》中归纳出各类食材的养益功能以及饮食顺序，五谷为养，五果为助，五畜为益，五菜为充，气味合而服之，以补精益气。即以"五养"为主，"五助""五益""五充"为辅。

【芹梨汁】

原料：芹菜、雪梨各适量。

做法：雪梨、芹菜洗净，各一半，放在一起榨汁。

用法：每天 1 杯，饮用 3 ~ 5 天即可。

【三清茶】

原料：菊花、决明子、金银花、薄荷、桑叶、重瓣红玫瑰各适量。

做法：以上食材一起泡茶喝。金银花、薄荷、菊花清热解毒，重瓣红玫瑰清热祛湿，桑叶疏散风热，决明子润肠通便。

每天 1 杯三清茶，等于天天给肠子洗热水澡，调理胃火旺盛的同时还能消食化积，并且不会伤阳气，非常健康。

四、手脚冰凉、尿频，拉羊屎蛋便的便秘

我在北京做巡讲的时候，一位妈妈带着 3 岁的女儿来到现场，就是要解决女儿便秘的问题。妈妈叙述得很清楚：一是孩子拉羊屎蛋便，有一年的便秘史了。二是因为孩子拉羊屎蛋便，判断孩子是有"火"的，所以一直给孩子用清热的推拿手法。三是因为孩子便秘，会隔三岔五地给孩子吃火龙果、猕猴桃、香蕉。可是经过这一年的坚持便秘一点也没有改善，甚至孩子还更瘦小，经常喊肚子疼，而且扁桃体经常发炎。我拉过孩子的小手，是凉的，摸摸脚，更凉。看看孩子的舌头，舌质淡，苔薄白，是水滑的。这跟妈妈说的孩子有"火"对不上。妈妈还说孩子尿频，小便清长，晚上入睡难。

1. 表现

大便干燥、手脚冰凉、尿频的便秘，属于冷秘。大便像羊屎蛋一样，尿频，小便清长，手脚不温特别是双脚是冰凉的，舌质淡，苔薄白，是水滑的。孩子脾气大，入睡难，经常扁桃体发炎、腹痛，暖则痛减。

2. 原因

大便像羊屎蛋，扁桃体发炎，入睡困难，如果根据这些症状以为孩子是热象，用寒凉的下火药来清热，结果越清热便秘的症状越重。孩子的舌头是水滑的，脚是凉的，这是冷秘。说通俗点就是肠道太寒冷了，大便被"冻"住了导致便秘。就像河水结冰了，船走不动。要解决这种冷秘，就要想办法把肠道里的"冰块"融化掉，大便就通畅了。出现冷秘与长期用抗生素、寒凉的药以及大量吃寒凉水果有关。

3. 调理思路

温阳固本，通便。

4. 推拿方法

补肾经 300 ~ 500 次，揉二马 300 ~ 500 次，推三关 100 ~ 200 次，揉外劳宫 20 ~ 50 次，摩腹 3 ~ 5 分钟。

艾灸：神阙、关元、气海。

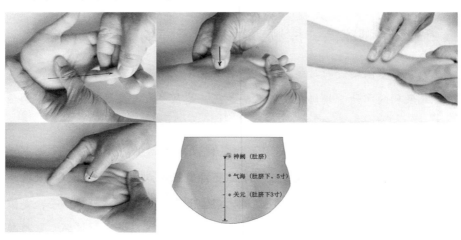

图 3-3-5　冷秘推拿方法

5. 食方

【猪肺煲】

原料：猪肺 250 克，肉桂 10 克，生姜 30 克，调料适量。

做法：原料加水共炖。

【紫苏子粥】

原料：紫苏子 12 克，麻仁 12 克，粳米 100 克。

做法：紫苏子、麻仁捣烂如泥，加水慢研，滤汁去渣，和粳米煮粥。

功效：润肠通便。

6. 家护

很多家长因为孩子有便秘，就特别喜欢给孩子吃火龙果、香蕉，实际上这些水果是偏寒凉的。

【南师肚脐】

花椒六七颗，干桂圆肉 1 颗，加一点艾绒一同打烂，晚上睡觉的时候，挑一点点放在肚脐里就行了。这是一个专门补阳虚怕冷、肠胃虚寒的方子。肚脐是人和外界沟通的先天通道，也是妈妈给予胎儿养分的通道。祛寒祛湿补阳，寒去阳来，体质自然变暖，暖养可得健康。

五、大便干、小便多还黄的便秘

1. 表现

大便干燥，小便多，小便量少、色黄。吃饭是正常的，虽然几天都没排便，但是肚子不是很胀，也不疼，口干心烦，舌红，苔黄少津，这种孩子虽然能吃但不胖。

2. 原因

我们管有上述表现的孩子叫"貔貅"孩子，光吃不拉。这是胃强脾弱的表现，胃主腐熟收纳，脾主吸收运化。说得通俗一点，胃的功能是把吃到肚子里的食物变成粥状混合物，脾把其中的营养物质输送到全身各处。胃强的孩子当然胃口好、吃得多。但是如果脾弱了，脾的吸收运化功能就差，没办

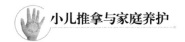

法把营养物质输送到全身各处，没办法产出丰富的津液，同时囤积在胃里，引起积食，郁久化热，出现胃火偏盛。小儿脾常不足，表现为脾虚津少，肠液枯竭以致大便艰涩难出。脾的功能被约束，津液输布失调，走膀胱，导致小便次数多，大便困难，这种便秘主要是脾津液不足引起的。

3. 推拿思路

健脾润燥、清胃火、通便。

4. 推拿方法

清胃经 100～300 次，清大肠 100～300 次，运土入水 100～300 次，补脾经 300～500 次，顺运八卦 100～300 次，按揉四横纹 5～10 次，揉二马 100～300 次，揉中脘 50～100 次。

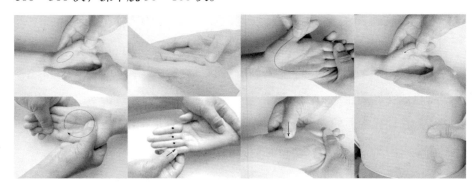

图 3-3-6　脾津液不足便秘推拿方法

5. 食方

【果仁粥】

原料：芝麻 10 克，松子仁 10 克，胡桃仁 10 克，桃仁（去皮、炒熟）10 克，甜杏仁 10 克，白糖适量。

做法：原料混合、研碎，加入粳米 200 克，煮成稀粥，加白糖。

用法：每日 2 次，连续服用 1 周。

功效：润燥通便。

六、几天不排便、便软不干、排出不畅的便秘

1. 表现

好几天不排便，但排出的便软不干，排便痛苦。这类孩子面色白，声音小，吃饭不好，呼吸短促，老是精神头不足，不爱动。小点儿的孩子老让抱，一动就出汗。舌苔白、淡。

2. 原因

这就是气虚便秘。气虚则大肠传导无力，之前讲过如无水行舟，现在这种情况是无力行舟，有水也没有力气行舟，那就需要给驱动力，也就是补气，使舟有动力，气血充足，肠道有力量了，就能把大便排出了。

3. 调理思路

益气养血，健脾通便。

4. 推拿方法

补脾经 300～500 次，推三关 100～300 次，揉二马 100～300 次，搏阳池 50～100 次，揉天枢 100～300 次，温掌摩关元、神阙 1～3 分钟，顺揉神阙穴 20～50 次，按揉足三里 50～100 次，捏脊。

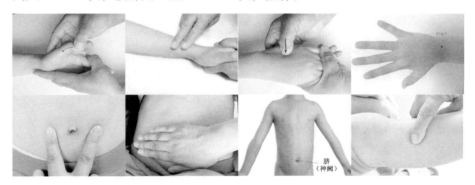

图 3-3-7　气虚便秘推拿方法

5. 食方

【红薯粥】

原料：红薯、粳米各适量。

做法：将红薯洗净，刮皮后切成块；粳米洗净后和红薯块放入锅内，加入适量水，大火煮沸后，转小火继续煮至浓稠即可。

【黄芪汤】

原料：黄芪9克，火麻仁6克。

做法：将黄芪、火麻仁放入水中，煮30分钟。

用法：一天喝2次，喝5天休息2天，连续喝3个疗程。

七、大便干燥、干咳频繁

1. 表现

如果孩子大便干燥，同时伴有剧烈咳嗽，是肺热引起的便秘，这类孩子还伴有口干，鼻干，咽痛，燥渴，小便黄、少，身体热或伴有喘息等症状，舌质红，苔薄黄或黄腻。

2. 原因

中医认为，大肠者，传导之官，变化出焉。便秘的形成，主要在于大肠传导功能失常，它与脾、肺、肾的关系密切，肺与大肠相表里，肺热、肺燥移于大肠，导致大肠传导失常，形成便秘。

3. 调理思路

肃肺清热，降浊通便。

4. 推拿方法

清肺平肝300～500次，清大肠300～500次，清天河水50～100次，揉膻中50～100次，揉天突50～100次。

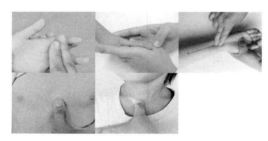

图 3-3-8　肺热便秘推拿方法

134

5. 食方

【川贝蒸雪梨】

原料：川贝母粉5克，雪梨1个，冰糖6克。

做法：雪梨洗净，梨心挖空，川贝母粉和冰糖加入梨心，在锅中蒸40分钟。

功效：清热润肺，化痰止咳，适合肺热咳嗽。

【麻油菠菜】

原料：菠菜100克，麻油适量。

做法：菠菜焯水后加入麻油拌匀。

【奶蜜葱汁】

原料：牛奶250克，蜂蜜100克，葱白100克。

做法：葱白洗净、捣烂、取汁，牛奶与蜂蜜共煮，开锅后加葱汁。

用法：空腹喝。

功效：补虚，除热，通便。

八、不爱吃饭，大便干、便量少的便秘

1. 表现

孩子能喝水，不爱吃饭，爱喝冷饮，有时候会干呕。皮肤干燥，手脚心热，入睡困难，舌苔少，舌质偏红，大便干燥，便量少。

2. 原因

这是厌食的便秘，小儿厌食是指小儿较长时间见食不贪、食欲不振，甚至拒食的一种常见的病症，其中胃阴不足类型的厌食会导致孩子大便干燥，便量少。

3. 调理思路

健脾滋阴，生津通便。

4. 推拿方法

补肾经300～500次，补脾经300～500次，揉内劳宫100～300次，揉

二马 100～200 次，揉太溪 20～50 次，按揉足三里 100～300 次。

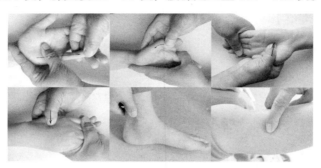

图 3-3-9　厌食的便秘推拿方法

5. 食方

【补脾滋阴汤】

原料：怀山药、莲子肉、生薏苡仁各 9 克，麦冬、北沙参、生地各 6 克，冰糖 1 块。

做法：以上食材同煮，当饮料喝。

用法：连续喝 5～7 天，休息 2 天再喝。

【山药粥】

原料：淮山药、粳米各适量。

做法：以上食材同煮，至米软烂。

功效：益气养阴，补脾、肺、肾。食用此汤有助于健脾养胃、补气血，从而缓解脾虚食少、倦怠乏力症状。

九、大便干、口唇色淡、毛发细软的便秘

1. 表现

孩子小脸不透亮，口唇色淡，指甲颜色偏白，眼结膜苍白；看舌象，舌质比较淡，苔薄白，头发稀少，而且无光泽、细软；容易头晕，大便干，三五天拉一次，每次大便干结，排便痛苦。

2. 原因

这是长期贫血导致血虚。肠道得不到血的濡养，阴津不足，会引起大便

干结，排便痛苦。

3. 调理思路

健脾养血，润燥通便。

4. 推拿方法

补脾经 300～500 次，顺运内八卦 100～300 次，揉、掐外劳宫 100～300 次，补肾经 100～300 次，按揉血海 100～300 次，捏脊。

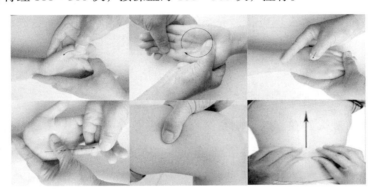

图 3-3-10　血虚的便秘推拿方法

5. 食方

【玉灵膏】

原料：干龙眼肉 500 克，西洋参 50 克。

做法：干龙眼肉切碎，西洋参打粉，两者混合均匀，放入炖盅。炖盅里不加水不盖盖，直接放在蒸锅里，隔水蒸 40 分钟以上，可以分多次蒸。然后用玻璃罐装好，放冰箱保存。

【松子粥】

原料：松子、粳米各适量。

做法：松子捣碎，加水和粳米同煮。

功效：养阴、润肠、通便。

十、腺样体肥大引起的便秘

大部分腺样体肥大的孩子都有便秘。

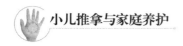

1. 表现

大部分腺样体肥大的孩子平时喜食肉，少吃蔬菜，大便干结或者便秘，小便黄，舌质红，舌苔黄腻，口气很重。孩子下眼睑往往微微发红、发紫。孩子睡觉打鼾，张嘴呼吸，时间长了还会出现腺样体容貌。

腺样体肥大可能是吃得太好了。现在孩子的饮食营养物质非常丰富，肉、蛋、奶过多堆积在胃内不消化，就会生热、生火。中医认为咽为胃之门户，胃热过盛，胃火上炎，最先受害的就是咽喉部位，咽喉受热熏蒸、发炎、肿胀，就会堵塞气道，久而久之引起增生肥大。腺样体肥大增生的机理和扁桃体肥大的机理基本一致，都是肺热熏蒸所致。因此，腺样体肥大的孩子多伴有扁桃体肥大。

腺样体肥大对孩子的影响是潜移默化逐渐进展的过程，孩子也不会表达，等一旦出现症状了，后面的治疗往往只有补救措施了，所以要特别注意腺样体肥大的一些早期信号。

首先看看孩子是不是睡觉时打呼噜，喜欢趴着睡，是否张口呼吸，到处翻滚、乱爬，磨牙等，听听孩子的呼吸声是不是比较粗重，有憋气的现象；其次观察孩子是不是看电视时喜欢调大音量，有的孩子反映耳朵疼，如果有鼻炎、鼻窦炎，会有鼻塞、流鼻涕的症状，还会伴有头晕、头疼等。如果鼻涕倒流入咽喉，也会引起刺激性的咳嗽，有这些症状都要到耳鼻喉科就诊检查一下腺样体。

如果孩子在没有感冒发热的情况下，总是去挖鼻孔，甚至把鼻子都挖出血了，经常说鼻子堵、鼻子干，有可能是腺样体肥大的早期表现。腺样体位于人体鼻咽腔的交界处，如果腺样体肥大了，往往孩子的第一感觉就是鼻子不通气，感觉被什么东西堵住了一样，这时候他就会控制不住地吸鼻子、挖鼻孔。反复地抠挖会造成鼻黏膜的损伤，有些孩子会反复出现鼻腔出血，损伤后的黏膜防御功能和清洁功能都会受到影响，加重了鼻炎的发作，这时候就会形成恶性循环。所以当孩子长时间不明原因地反复挖鼻孔，甚至出现抽鼻子的动作时，一定要引起重视。

如果这些情况日积月累，孩子就会出现腺样体容貌。

2. 调理思路

这类孩子的调理重点在于健脾消积，保持大便通畅，调理脾胃，清热利咽，一方面治标，一方面治本，控制饮食，不能吃冷饮，少吃甜食和水果，多吃蔬菜，然后再配合推拿调理，先把积食去掉，把脾胃功能调理好，再加上中药熏鼻子，这样腺样体肥大才有可能调理好。

3. 推拿思路

清热散邪，化瘀通窍。

4. 推拿方法

推拿分为三步。

第一步，针对腺样体肥大的推拿手法，清肺经 100～300 次，按揉合谷 1～3 分钟，清天河水 100～200 次。

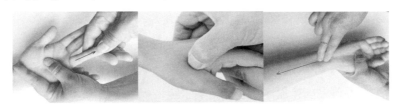

图 3-3-11　腺样体肥大推拿方法

以上手法每天 1 次，1 周坚持推拿 5 天。体内有了热邪，就要将热邪释放出去。

第二步，如果孩子很容易便秘，大便黑硬，除了饮食清淡，还要多吃蔬菜、多喝水。手法上需要增加清大肠 100～300 次，推下七节骨 300 次。

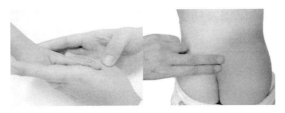

图 3-3-12　腺样体肥大合并便秘推拿方法

顺时针摩腹 3～5 分钟。以肚脐为圆心，用手掌或者食指、中指指端，

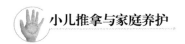

顺时针方向在孩子的肚子上缓慢转圈，以上手法每日 1 次，让肺热及时通过大便排出。

第三步，腺样体肥大属于慢性病，治疗周期长，多推拿补肾滋阴的穴位巩固治疗，双管齐下。下面是一些补肾滋阴的手法，最好配合上面的治疗手法一起使用。

按揉太溪 1 分钟，揉涌泉 200~300 次，按揉二马 1~2 分钟。

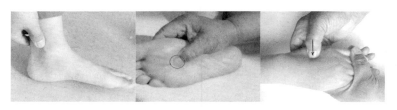

图 3-3-13　补肾滋阴推拿方法

捏脊 5~10 遍，三捏一提 2 遍，双手搓热，然后温热肾腧。

5. 食方

【冰糖炖香蕉】

原料：香蕉 2 只，冰糖适量。

做法：香蕉去皮，加冰糖适量，隔水蒸。

功效：清热通便，解毒滑肠，补中和胃。

【胖大海茶】

原料：胖大海 4 个，冰糖适量。

做法：沸水焖泡。

用法：喝 3 天。

功效：清热通便，也适用于急性期咽喉肿疼。

【栀楂水】

原料：栀子 9 克，山楂 6 克。

做法：原料加水煮。

用法：每天喝 3 次，连续喝 5 天为 1 个疗程。

功效：消肿通便。